牙体牙髓临床疾病的分析与思考

孙　喆　梁景平　主编

世界图书出版公司

上海·西安·北京·广州

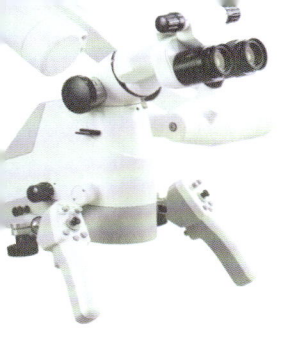

牙体牙髓临床疾病的分析与思考

孙 喆 梁景平 主编

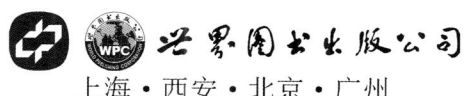

上海·西安·北京·广州

图书在版编目(CIP)数据

牙体牙髓临床疾病的分析与思考 / 孙喆,梁景平主编. —上海：上海世界图书出版公司,2021.6
ISBN 978-7-5192-8567-8

Ⅰ.①牙… Ⅱ.①孙… ②梁… Ⅲ.①牙疾病-诊疗 ②牙髓病-诊疗 Ⅳ.①R781

中国版本图书馆CIP数据核字(2021)第075880号

书　　名	牙体牙髓临床疾病的分析与思考 Yati Yasui Linchuang Jibing de Fenxi yu Sikao
主　　编	孙　喆　梁景平
责任编辑	李　晶
装帧设计	南京展望文化发展有限公司
出版发行	上海世界图书出版公司
地　　址	上海市广中路88号9-10楼
邮　　编	200083
网　　址	http://www.wpcsh.com
经　　销	新华书店
印　　刷	苏州彩易达包装制品有限公司
开　　本	787mm×1092mm　1/16
印　　张	13.5
字　　数	200千字
版　　次	2021年6月第1版　2021年6月第1次印刷
书　　号	ISBN 978-7-5192-8567-8/R·584
定　　价	150.00元

版权所有　翻印必究
如发现印装质量问题,请与印刷厂联系
(质检科电话：0512-65965282)

主编简介

孙　喆，毕业于上海第二医科大学，同年进入上海第九人民医院工作至今，现为上海交通大学医学院附属第九人民医院副主任医师，牙体牙髓科副主任，口腔医学博士，中华口腔医学会牙体牙髓病学专业委员会常委，上海市口腔医学会牙体牙髓病学专业委员会常委，上海市口腔医学会口腔颌面放射专业委员会常委，国家执业医师资格考试口腔类别命审题专家委员会委员。从事牙体牙髓病学理论和临床前教学工作，擅长各类牙体牙髓根尖周疾病的诊治。参编《复合树脂多层美学修复：基础理论与临床》《牙髓病学与牙周病学进展（Advanced Endodontics And Periodongtology）》《临床根管治疗学》（第一版、第二版），参译《根管治疗后的牙体修复（Restoration of Root Canal-Treated Teeth）》。

梁景平，教授，主任医师，博士生导师，现为上海交通大学医学院附属第九人民医院牙体牙髓科学科带头人，中华口腔医学会牙体牙髓病学专业委员会副主任委员，上海市口腔医学会牙体牙髓病学专业委员会名誉主任委员。主攻牙体牙髓病发病和预防机制研究，口腔微生物与全身疾病的关系。主编《临床根管治疗学》（第一版、第二版）《牙髓病学与牙周病学进展（Advanced Endodontics And Periodongtology）》《牙体牙髓病诊疗中牙科显微镜操作图谱》等专著，主译《根管治疗后的牙体修复（Restoration of Root Canal-Treated Teeth）》。担任卫生部规划教材《牙体牙髓病学》编委，高等院校研究生规划教材《龋病学》和《牙体牙髓病学》副主编。先后获得教育部科技进步奖一等奖、国家教委自然科学二等奖、华夏医学科技进步二等奖、中华口腔医学科技进步二等奖等奖项。

编者名单

主编　孙　喆　梁景平
编者　刘　斌　沈曙铭　黄　婧

前　言

本书通过牙体牙髓科临床常见疾病病例，对牙髓病和根尖周病整个治疗过程进行了完整的梳理和还原，并对其中特殊的知识要点进行了详细的分析和讨论，包括牙髓病和根尖周病诊断和鉴别诊断，在分析和思考的基础上，选择并确定了治疗计划，将治疗前、中、后的过程和结果以文字和图片的形式进行了完整的描述和讨论。希望通过本书对从事口腔全科、保存齿科和牙体牙髓病学专业的临床医师，口腔医学院校的研究生、进修生，以及口腔住院规范化培训和专科规范化培训医师提供参考辅助材料。另外，本书还介绍了两个临床案例报告，从法律学角度探讨了临床治疗应遵守的规范，供临床医生借鉴。

我们希望通过临床病例讨论和分析，规范医师书写病历，采集病史完整，提高医疗质量，学会临床资料的积累和整理，促进提高对疑难疾病的诊治思维，加强医患沟通，进一步服务于患者。

参加本书编写的作者为临床经验丰富的一线医生，经多次讨论修改成稿。编写期间得到了我的老师梁景平教授的大力支持和指导帮助。由于专业发展迅速和业务水平限制，书中难免存有疏漏与缺陷，诚恳地欢迎读者提出宝贵意见，以便加以修正。

编　者
2020 年 10 月

目　录

第一部分　病例 ……………………………………………………… 1
　病例一 ……………………………………………………………… 3
　病例二 ……………………………………………………………… 18
　病例三 ……………………………………………………………… 27
　病例四 ……………………………………………………………… 49
　病例五 ……………………………………………………………… 73
　病例六 ……………………………………………………………… 93
　病例七 ……………………………………………………………… 98
　病例八 ……………………………………………………………… 103
　病例九 ……………………………………………………………… 129
　病例十 ……………………………………………………………… 156
　病例十一 …………………………………………………………… 166

第二部分　临床案例报告 …………………………………………… 189
　临床案例报告一：医疗纠纷诉讼中的举证责任 ………………… 191
　临床案例报告二：关于侵权责任之医疗损害责任 ……………… 198

第一部分 病例

病例一

一、病史

患者男性,26岁,职员。

1. 主诉

右上后牙夜间痛2日。

2. 现病史

患者右上后牙一周前出现冷热激发痛,逐渐加剧成自发性痛,咬物同时伴有患牙疼痛。2天前出现夜间痛,影响睡眠,遂来我院求诊。患牙有冷热刺激不适史逾2年,未做任何治疗。

3. 既往史

患者否认冠心病、高血压、糖尿病、肝病、肾病及血液病等系统性疾病史,否认药物过敏史,否认食物过敏史。

4. 口腔检查

17 殆面见大面积龋坏,色黑质软,龋深及髓,可探及穿髓点,探痛明显。冷诊轻度激发痛,叩诊轻度疼痛。16 未见龋坏,无叩痛。16、17 均无松动。牙周未见牙龈红肿、窦道或牙周袋形成。18 牙齿未见萌出。

5. 辅助检查

根尖片显示,17 殆面深龋及髓。近中颊根弯曲较明显,根周膜增宽。腭根根周膜明显增宽,根尖区可见牙槽骨密度稍有降低。18 埋伏阻生,

16牙冠正常,根尖区未见根周膜增宽及根尖周骨组织破坏影像。16、17、18牙槽骨未见吸收(图1-1)。

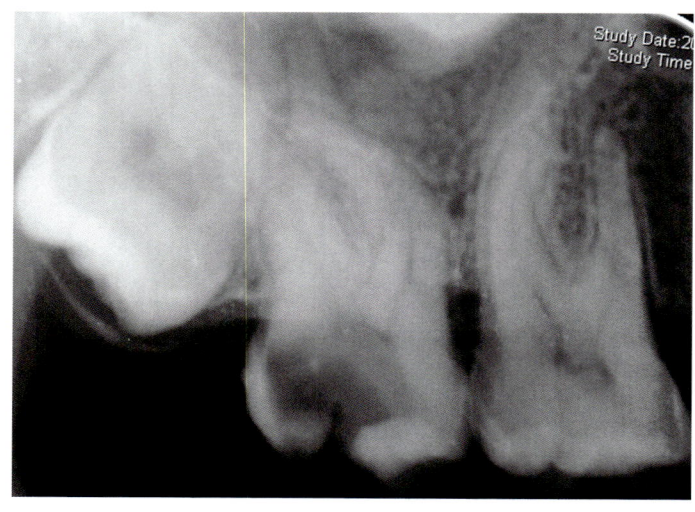

图1-1 17 希面深龋及髓。近中颊根弯曲较明显,根周膜增宽。腭根根周膜明显增宽,根尖区可见牙槽骨密度稍有降低。

6. 诊断

17慢性牙髓炎急性发作

7. 诊断依据

1)患牙1周前出现了自发痛,温度改变能够诱发或者加重疼痛,2天前出现明显的夜间疼痛加剧不能入睡,冷诊激发痛,符合牙髓炎急性期的表现。

2)患牙有深龋洞,探诊可及穿髓点,且曾有较长时间疼痛不适史,因此患牙本次的牙髓炎症急性发作的基础是深龋穿髓、牙髓感染发展而来的慢性牙髓炎。

3)患者在临床没有出现叩痛、牙龈红肿、瘘管或窦道等临床表现,且牙周正常,排除根尖周炎和牙周炎的可能。

4)基于上述原因,患牙的诊断应为慢性牙髓炎急性发作,而非由于外伤冠折露髓或牙体预备意外穿髓所致的急性牙髓炎。

8. 治疗方案

17拟试行根管治疗+全冠修复

二、治疗

1. 首次就诊

(1) 术前谈话

告知患者根管治疗术中及术后可能发生的情况和意外,如麻醉意外、器械分离、台阶形成、根管侧壁穿孔、术后疼痛和牙齿折裂等,患者表示理解,签字同意试行根管治疗。

(2) 处理

1) 口腔局部麻醉:4%阿替卡因+1:100 000肾上腺素行17颊侧局部浸润麻醉;

2) 上橡皮障;

3) 去龋开髓:显微镜下去净17龋坏组织和腐质,完成洞型预备,𬌗面开髓,去除冠部牙髓组织,同时冠部降低咬𬌗;

4) 根管口探查:显微镜下以根管口探针DG-16探查根管口,探及近中颊第一根管(MB1)、近中颊第二根管(MB2)、远中颊根管(DB)、腭根管(P)共4个根管;

5) 根管疏通:MB1、MB2根管细小,EDTA配合8♯、10♯、15♯ K锉以及C型先锋锉疏通根管,边疏通边冲洗;

6) 根管工作长度测定:使用根管长度测定仪测量工作长度,配合根尖片拍摄,确定根管工作长度分别为(MB1)20 mm、(MB2)20 mm、(DB)22 mm和(P)19.5 mm(图1-2);

7) 根管初步预备:使用K锉预备根管至20♯(腭根管预备至25♯);

8) 根管冲洗:2%氯亚明和3%H_2O_2交替冲洗根管,纸尖干燥根管;

9) 髓腔封药:髓腔内置一干棉球,暂封;

10) 告医嘱。

2. 第二次就诊

(1) 主诉

治疗后右上后牙疼痛消失。

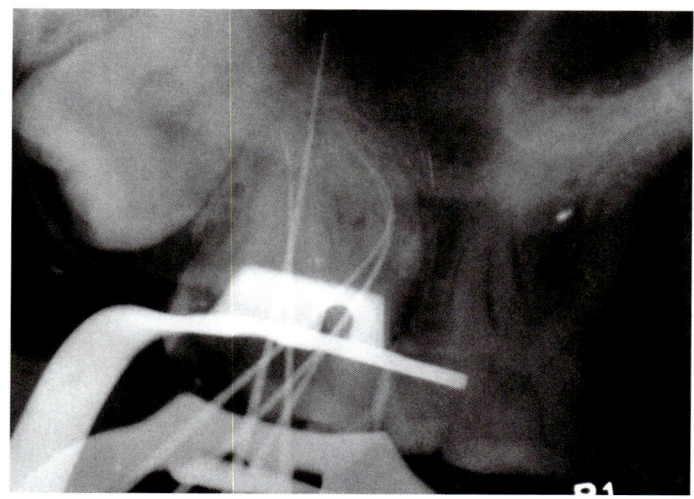

图1-2 17确定工作长度

(2) 口腔检查

17暂封完整,无叩痛。牙无松动,牙龈未见红肿。

(3) 处理

1) 上橡皮障;

2) 拆除17暂封,取出棉球,清理髓腔;

3) 显微镜下发现近中颊第三根管(MB3)(图1-3);

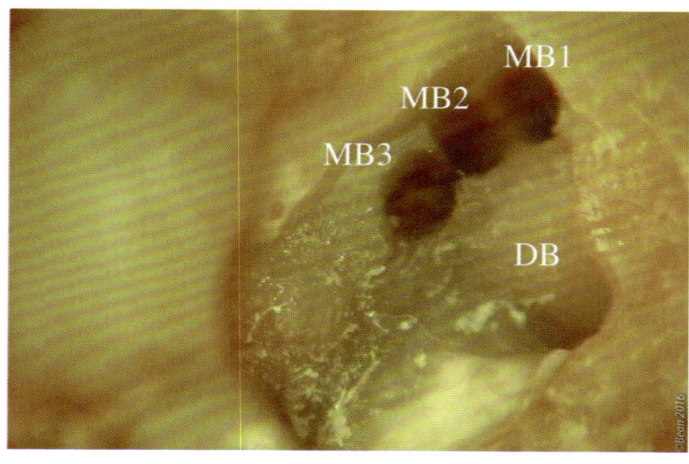

图1-3 17髓腔内发现近中颊第三根管(MB3)

4) 根管疏通:MB3根管细小,EDTA配合8#、10#、15# K锉以及C型先锋锉疏通根管;

5）根管工作长度测定：根管长度测定仪测量 MB3 根管工作长度，配合根尖片确定 MB3 根管工作长度为 20 mm；

6）完成所有根管预备：EDTA 配合 Protaper next 镍钛根管预备系统预备根管至 X2（P 根管预备至 X3）；

7）根管冲洗：2%氯亚明＋3% H_2O_2 交替冲洗根管，超声根管荡洗，纸尖干燥；

8）根管封药：根管内放置 $Ca(OH)_2$，暂封；

9）告医嘱。

3. 第三次就诊

（1）主诉

右上后牙治疗后无不适主诉。

（2）检查

17 暂封完整，无叩痛。牙无松动，牙龈未见红肿。

（3）处理

1）上橡皮障；

2）拆除 17 暂封；

3）根管冲洗：显微镜下超声根管荡洗，2%氯亚明＋3% H_2O_2 交替冲洗根管，纸尖干燥根管；

4）根管充填：主牙胶尖试尖到位（图 1-4），iRoot SP 根充糊剂＋热牙胶垂直加压充填，X 线片显示根充密合适充（图 1-5）；

5）3M 350XT 流体树脂＋3M 350XT 复合树脂充填，调𬌗，修整外形，抛光；

6）告医嘱，建议 3 个月后复查，择期行全冠修复。

4. 第四次就诊

（1）主诉

右上后牙根管治疗后 4 个月，无不适主诉。

（2）检查

17 树脂充填物完整，无叩痛。牙无松动，牙龈未见红肿。

（3）辅助检查

X 线片显示 17 根充良好，根尖区未见明显异常（图 1-6）。

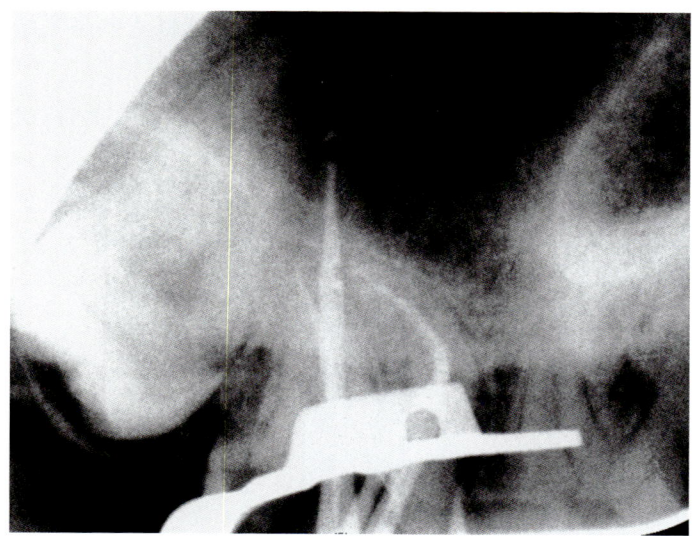

图1-4 17试主牙胶尖

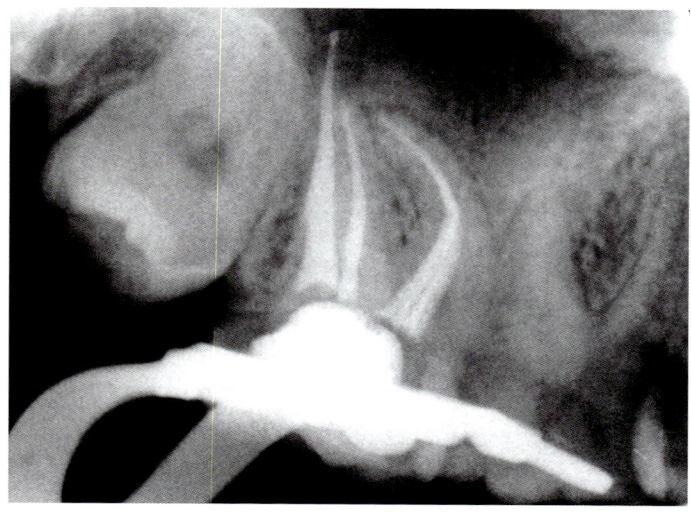

图1-5 17根管充填

第一部分　病例

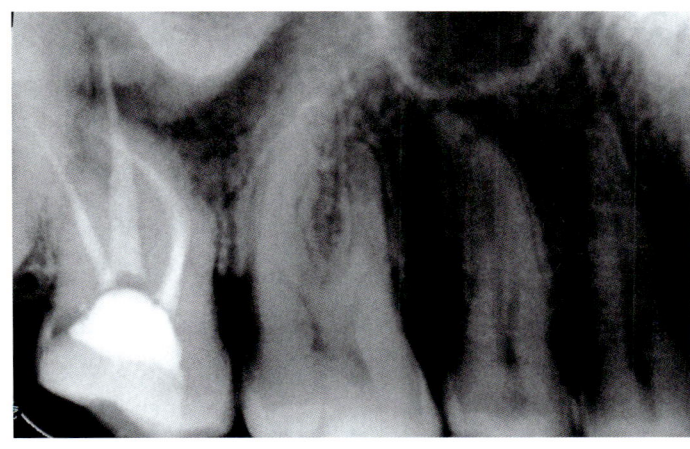

图 1-6　治疗后 4 个月

（4）建议

行 17 全冠修复。

（5）处理

1）17 牙备；

2）排龈线排龈；

3）硅橡胶取模（图 1-7 和图 1-8）；

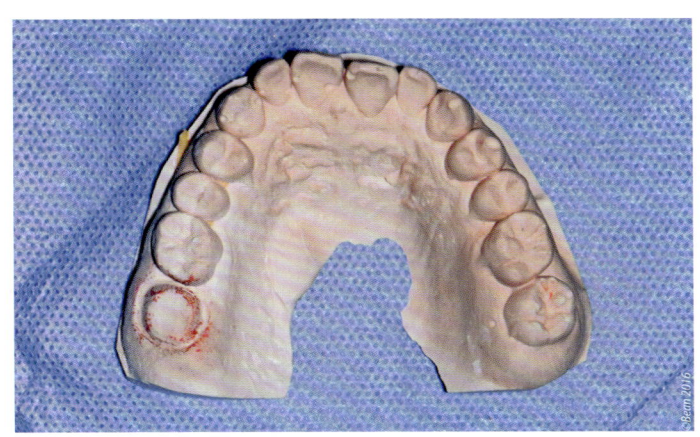

图 1-7　17 牙备后石膏模型

4）临时冠修复。

5. 第六次就诊

（1）主诉

右上后牙无不适主诉。

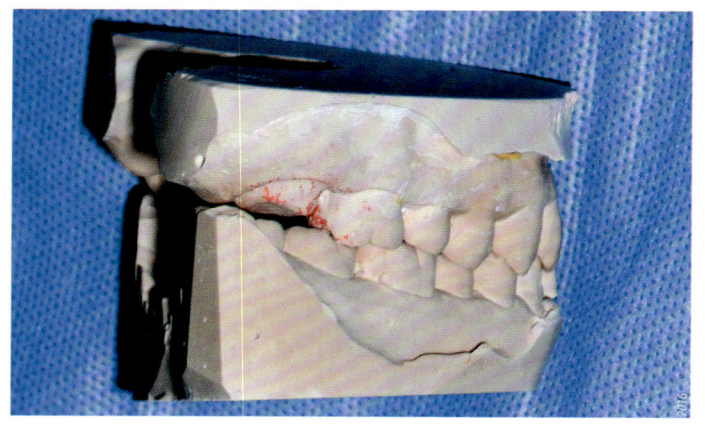

图 1-8 上下颌咬 合关系

（2）检查

17临时冠完整，无叩痛，牙无松动，牙龈未见明显红肿。

（3）处理

1）17 去除临时冠；

2）e.max CAD 全瓷冠初戴；

3）调𬌗；

4）烧结；

5）粘固；

6）完成（图 1-9 和图 1-10）。

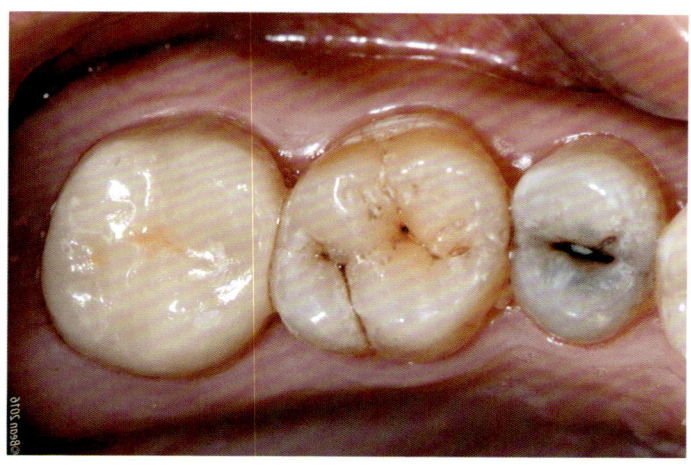

图 1-9 17 全瓷 冠修复（𬌗面观）

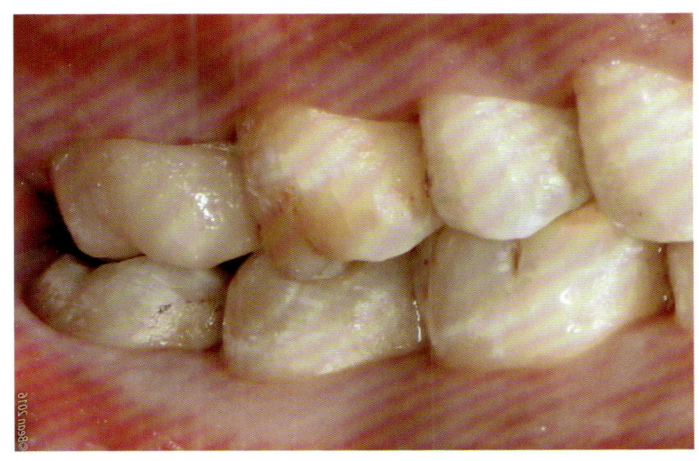

图1-10 17全瓷冠修复（颊面观）

三、讨论

1. 牙髓炎急性期的处理

急性牙髓炎和慢性牙髓炎急性发作是临床常见的口腔急症，疼痛性质剧烈，常在夜间达到疼痛峰值，患者往往难以忍受。牙髓炎急性发作时的疼痛主要有两个来源：① 炎症急性期的牙髓组织充血水肿，在髓腔内形成高压，压迫牙髓神经导致疼痛；② 炎症急性期的牙髓组织释放大量炎症因子，对牙髓神经细胞刺激导致疼痛。因此，开髓引流、减轻髓腔压力以缓解疼痛是处理急性期牙髓炎的基本原则。目前，常用的牙髓炎急性期处理方式有以下两种：① 局部麻醉下制备穿髓点，见出血后在穿髓点放置失活剂，严密暂封，待一段时间牙髓失活后再行根管治疗。该方法具有操作简便的特点，在国内曾经广泛应用。但是由于失活剂多数具有强细胞毒性，且临床上难以控制其作用范围，可能出现失活不全。而对于渗出较多的病例，封失活剂后髓腔内的压力并未释放，反而进一步加重，治疗后疼痛持续甚至加重，目前已不推荐使用失活剂进行牙髓失活；② 局部麻醉下直接开髓，摘除牙髓并行根管预备。该方法在开髓后摘除了全部牙髓、释放了空间，而坏死或化脓牙髓组织的去除则有效地减少了炎症介质的释放，既去除了致痛的根本原因又有效缓解了髓腔压力。该方法能够显著缓解急性期牙髓炎的剧烈疼痛，对于一些特殊病例或特殊情况，如夜间急诊时不具备开髓后牙髓完全摘除的条件,可于局麻下进行髓腔引流,待疼痛得到缓解,再行根管治疗。

此外,传统观点认为,牙髓炎急性期应当在开髓后保持髓腔开放,以利于引流和释压。然而,近年来的观点则认为,开放的髓腔在缓解压力的同时也提升了髓腔和根管系统再感染的风险,可能导致根管内微生物感染情况的复杂化,不利于后续根管治疗。因此,除非急性期症状特别严重,渗出特别多,一般不推荐开髓后髓腔开放。若确有必要需开放髓腔,也应严格控制开放时间,最好在24小时内疼痛缓解后将开放的髓腔封闭。

总而言之,完全摘除牙髓,彻底清理根管内的牙髓组织,是牙髓急性炎症的最佳首诊治疗方法,能有效缓解牙髓炎急性期的症状,有利于后续根管治疗的顺利进行。本例患牙为牙髓炎急性期,根管重度弯曲属疑难根管,在局麻下疏通弯曲根管并尽可能地清除了感染牙髓组织。患牙治疗后疼痛症状明显缓解,取得了令人满意的疗效。

2. 一次治疗和分次治疗

根管治疗的步骤主要包括:① 分次根管治疗,即根管预备、根管消毒和根管充填三大步骤分次完成,约诊间根管内放置根管消毒剂,患牙以暂封材料严密暂封;② 一次性根管治疗,即根管治疗三大步骤在一次治疗中全部完成。分次根管治疗是目前临床医师最常用的根管治疗方法,不少临床医师认为该方法能够有效降低术后疼痛发生的概率,而且根管内放置根管消毒剂也能够达到更完善的根管消毒效果,提高根管治疗的成功率。一次性根管治疗最大的优点在于减少了患者就诊次数及就诊压力,容易被患者接受。有临床医师认为,分次根管治疗总体优于一次性根管治疗。然而,大量的临床研究结果显示,在根管治疗疗效、影像学远期成功率等方面,一次治疗与分次治疗效果并没有显著的差异,在治疗后约诊间疼痛方面,两种治疗策略之间的差异也并不明显。不过也有一些研究的结果显示,牙髓炎急性期的患牙,一次治疗的术后反应大于分次治疗,需要进一步研究予以证实。我们认为,根管治疗的三大步骤是一个连续的过程,相互联系、相互影响、相互补偿。一次治疗虽然省略了根管封药消毒步骤,恰当的根管预备(使用镍钛根管预备系统)和充分的根管冲洗能够清除根管系统内绝大部分微生物,而根管严密充填使残余的微生物不能进一步兴风作浪。因此,一次治疗获得良好的治疗效果的前提是严格的消毒隔离(使用橡皮障)和规范的操作。

在此前提下，一次治疗能够节省患者的治疗时间和治疗费用，值得推荐。不过，对于重度弯曲和复杂根管、严重感染的根管或者难治性根尖周炎等特殊情况，分次治疗仍是比较可靠的治疗方法。本例患者为牙髓炎急性期，且根管重度弯曲，一次性根管治疗不利于炎症急性期肿胀疼痛的缓解，而分次治疗不仅可以首先解除患者的疼痛及急性炎症症状，而且在确保炎症得到完全控制、根管感染彻底清除的情况下完成治疗，保证治疗的效果。

3. 根管遗漏

根管遗漏是导致根管治疗失败的重要原因之一，而根管解剖变异又是根管遗漏的重要原因之一。近中颊第二根管（MB2）在上颌第一磨牙和第二磨牙有着相当高的根管变异发生率，需要引起足够的重视。围绕 MB2 的发生情况，国内外已进行了大量研究，由于研究方法、技术、手段和研究标准的差异，所报道的 MB2 检出率也大相径庭。在离体牙研究中，报道的上颌第一磨牙 MB2 的检出率约为 38%～96.1%，上颌第二磨牙 MB2 的检出率约为 12%～93.7%。不过，临床研究所报道的 MB2 检出率明显低于离体牙研究，在上颌第一磨牙约为 57.9%～66%，而上颌第二磨牙 MB2 的检出率更低，仅为 9%～38%。MB2 临床检出率较低与患者的年龄和患牙髓室内钙化的程度有关，也与术者的临床经验、技术水平和所使用的器械设备有关。随着现代根管治疗技术的快速发展，牙科显微镜（dental operative microscope，DOM）、牙科放大镜和锥束 CT（cone beam computed tomography，CBCT）临床应用的迅速普及，上颌磨牙特别是上颌第二磨牙 MB2 的临床检出率得到明显提升。为了避免遗漏 MB2 根管，提高磨牙根管治疗的成功率，我们提出以下临床对策：

1）熟悉牙体、髓腔以及根管系统的解剖，特别是 MB2 根管口、MB1 根管口和 P 根管口的位置关系：将上颌第一磨牙以及上颌第二磨牙的 MB1 根管口与 P 根管口做一连线，将此连线 3 等分，MB2 根管口多位于连线靠近 MB1 根管口的 1/3 并略偏近中处，距离 MB1 根管口的距离为 1～1.5 mm。熟悉该位置关系，有助于 MB2 根管口的探查和快速定位。

2）借助牙科显微镜或牙科放大镜。在保证良好照明条件的前提下，充分利用牙科显微镜和牙科放大镜。牙科放大镜能够将目标对象放大 2.5～4 倍，而牙科显微镜甚至可以放大 16～25 倍，大幅度提高肉眼分辨力。在显微镜下通过仔细辨认髓腔的形态,特别是髓室底发育沟的走形以及髓室底与钙化牙本质的颜色差异,通常能够发现遗漏的根管口。

3）灵活利用影像学手段。X线平行投照与偏移投照相结合、必要时辅以CBCT,多种形式的影像学辅助检查手段的组合有助于遗漏根管的探查和发现。

4）充分利用根管探查器械。超声设备能够相对温和地去除根管口上方覆盖的髓石或钙化牙本质,根管口探针DG-16仔细探查可疑根管口,小号K锉(6#、8#、10#)疏通根管,有助于提升根管口探查和根管疏通的成功率。

本例上颌第二磨牙位于牙弓后方,根管治疗时受视角的影响较大,视野较差,牙体和髓腔内广泛龋坏,根管口的定位较为困难,探查MB2甚至MB3难度较大。术者借助牙科显微镜,在去除全部龋坏组织后,首先发现并定位了MB1、DB和P根管口,依照MB2根管口与MB1根管口和P根管口相对位置关系的认知,通过仔细辨认髓腔的形态以及髓室底的走形,利用DG16根管口探针,很快发现了MB2根管口,随后又发现了MB3根管口,避免了根管遗漏的发生。

4. 弯曲根管的预备

根管预备的目的是通过根管的机械预备和化学预备清除根管内的感染物质,在维持根管原有形态的基础上形成连续锥度,以利于后续的根管严密充填。因此,在行根管治疗前,根尖片的拍摄是非常重要的。通过根尖片的拍摄我们可以观察髓腔的形态,根管的数目、通畅程度、弯曲程度以及根管有否外吸收,根管有否内吸收,有否异物的遗留,根尖组织破坏的程度等,绝不能以曲面断层片来替代。弯曲根管的预备一直是根管治疗的技术难点之一。若在尚未充分评估根管弯曲度的前提下贸然进行弯曲根管预备,根管偏移和器械分离等并发症时有发生,可能导致患牙治疗的失败。因此,在进行根管预备之前,有必要对根管的弯曲度进行可靠的测量和准确的评估。临床上目前存在多种根管弯曲度的测量方法,常用的有Schneider法、Weine法、Long-Axis法、Berbert法、Purett和Clement法以及Mahir Gunday法等几种。其中,Schneider法提出较早且简便易行而为临床医师广泛接受。其具体测量方法为,先拍摄一张插针定位片,在根管口处的根管锉影像上定一个a点,沿弯曲部分冠方根管器械的中心划一直线,在根管锉偏离直线的一点定为 b 点，于根尖孔处定 c 点，ab 与 bc 的交角 S 即为根管弯曲度（图 1 - 11）。

Schneider 法根据根管弯曲度情况将根管分为直根管（0～5°）、1 级弯曲根管（5°～10°）、2 级弯曲根管（10°～25°）和 3 级弯曲根管（>25°）。大量临床实践证明，Schneider 法是测量和评估根管弯曲度有效而可靠的方法之一。

在测量和评估根管弯曲度之后，需要选择适合的预备器械并选择恰当的预备方法完成根管预备。对此，我们提出以下临床对策：

1）在开始使用大锥度镍钛器械进行弯曲根管预备前，必须先用 K 锉（10♯、15♯、20♯）、Pathfile 或者 Proglider 根管锉进行根管冠部预扩大和顺畅根管，为后续大锥度镍钛锉预备根管建立顺畅的滑行通路（Glide Path）。若根管内发

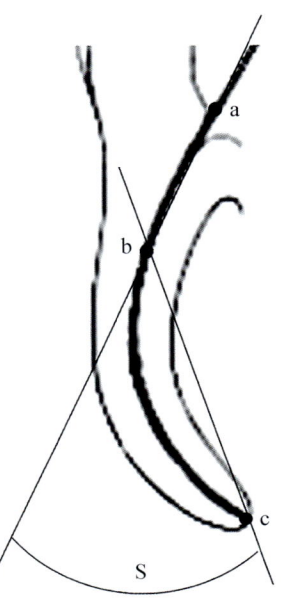

图 1 - 11　根管弯曲度

生钙化而变得细小阻塞，应避免将大锥度镍钛器械直接用于未经充分疏通的细小阻塞根管。临床上可以先用小号 K 锉（6♯、8♯、10♯）或者先锋锉（C+锉）配合 EDTA 疏通根管，然后再用 K 锉、Pathfile 或者 Proglider 建立滑行通路。先锋锉（C+锉）的尖端具有较强的切削力，应小心使用，切忌暴力使用造成根管壁侧穿。

2）敞开根管口和冠部根管，特别是在有牙本质肩领存在的后牙，可以使用专用的大锥度镍钛根管开口锉或者 GG 钻去除牙本质肩领，扩大冠部根管，从而有效减小根管弯曲度，为高效的根管冲洗创造条件。

3）选择合适的镍钛器械，采用根向预备法。动作应轻柔，遇到阻力不要野蛮加压。目前认为，镍钛器械的锥度不宜过大，避免过度切削根管壁牙本质而导致术中和术后根折的发生。同时根尖预备必须充分，因此一般以完成锉多为 35♯ 4%锥或 25♯ 6%锥度。

4）根管预备过程中应按顺序正确使用镍钛器械，不要随意跳号。预备过程中使用 EDTA 充分润滑根管，每次更换器械都应该使用足量冲洗液冲洗根管，去除牙本质碎屑。

5）注意镍钛器械使用寿命，达到一定使用次数或者已进行过重度弯曲

根管预备的镍钛器械应及时丢弃,以降低发生镍钛器械分离的风险。

本例中 17 近中根管的弯曲度高达 75°以上,属于极重度弯曲,治疗难度较大。术者充分利用小号 K 锉、Pathfile 锉疏通根管并合理使用 Protaper Next 镍钛器械,在保持根管弯曲形态的前提下,有效清理了根管并形成了连续的锥度,为后续良好的根管充填以至于根管治疗的成功奠定了良好的基础。

5. 根管治疗后牙体修复的方式和时机

研究证实,根管治疗后良好的冠方封闭是根管治疗远期疗效的有力保证,优良的冠方修复就显得尤为重要。根管治疗后的冠方修复分为直接修复(如复合树脂等)和间接修复(如全冠、嵌体、高嵌体、超嵌体等)。选择合适的修复方式也是临床医生必须认真思考的问题。我们认为根管治疗后修复方式选择需要考虑以下问题:

- 牙齿的可修复性(余留牙体组织抗力)
- 患牙的牙位及咬𬌗状况
- 牙周危险性评估(是否需要牙周治疗、冠延或龈切)
- 美学因素
- 患者的主观要求(经济能力、时间)

除了修复方式,根管治疗后最佳的修复时机也是临床医师关心的问题。即刻修复和延期修复哪一种更好存在争议,目前尚无定论。即刻修复可能会出现根充术后反应持续不消或加重,而延期修复则有牙体折裂或暂封破坏导致冠方渗漏的风险。Torabinajed 等人的研究发现,冠方渗漏后,最快只需要 19 天,感染就能从冠方扩散到根尖区。我们认为,关于修复时机的确定,需要考虑以下一些问题:

- 原发疾病的诊断
- 根尖周病变的大小,是否与牙周相通
- 根管治疗术后的时间
- 患牙在牙列中的位置
- 修复方式的选择

在此基础上,我们对于修复时机确定的临床建议是:

1) 原则上应在临床症状消失、根尖病变完全或基本愈合后再行永久

修复;

2) 根尖周病变较大,先行过渡性修复,观察 3~12 个月,待病变明显愈合后再行永久修复;

3) 无根尖周病变,根充顺利、恰填,可以在根充后即刻或近期永久修复。

本例患牙为上颌第二磨牙,牙髓有急性炎症但根尖无明显骨质破坏,我们选择根充后树脂充填,观察 3 个月复查确认临床症状已消失后开始永久修复。患牙牙体缺损较大且牙尖受损较为严重,考虑修复方式为全冠或高嵌体。但是患者全口的咬殆关系较为混乱,且患者为年轻男性,目测咬肌较为发达,上颌第二磨牙可能承担较大的咬殆力,因此最终修复方案定为全冠修复。

参考文献

1. 樊明文.牙体牙髓病学[M].第 4 版.北京:人民卫生出版社,2012.
2. Ingle, Ide J. Ingle's endodontics 6/[M]. BC Decker, 2008.
3. 梁景平.临床根管治疗学[M].第 2 版.世界图书出版公司上海分公司,2018.
4. YELDA E H, Eyuboglu T F, Özcan Mutlu. Postoperative Pain Intensity after Single-versus Two-visit Nonsurgical Endodontic Retreatment: A Randomized Clinical Trial[J]. Journal of Endodontics, 2018,44(9): 1339 – 1346.
5. Schwendicke F, Göstemeyer G. Single-visit or multiple-visit root canal treatment: systematic review, meta-analysis and trial sequential analysis[J]. Bmj Open, 2017, 7(2): e013115.
6. ALMEIDA D O, Chaves S C, Souza R A, et al. Outcome of Single- vs Multiple-visit Endodontic Therapy of Nonvital Teeth: A Meta-analysis.[J]. The journal of contemporary dental practice, 2017, 18(4): 330.
7. 高燕,安少锋,凌均柴.离体上颌磨牙近中颊根第二根管出现率的研究[J].中华口腔医学杂志,2006,41(9): 521 – 524.
8. WOLCOTT J, ISHLEY D, KENNEDY W, et al. A 5 Yr Clinical Investigation of Second Mesiobuccal Canals in Endodontically Treated and Retreated Maxillary Molars[J]. Journal of Endodontics, 2005, 31(4): 262.
9. 梁广智,范兵.上颌第二磨牙近中颊根 MB2 根管的临床研究[J].现代口腔医学杂志,2005,19(1): 38 – 40.
10. 顾迎新,朱亚琴.根管弯曲分类与弯曲度测量方法的研究进展[J].上海口腔医学,2002,11(4): 366 – 368.
11. MELTON D C, Krell K V, Fuller M W. Anatomical and histological features of C-shaped canals in mandibular second molars.[J]. Journal of Endodontics, 1991, 17(8): 384.
12. FAN B, CHEUNG G S, FAN M, et al. C-shaped canal system in mandibular second molars: Part Ⅰ — Anatomical features[J]. Journal of Endodontics, 2004, 30(12): 899 – 903.
13. Fan B, Cheung G S P, Fan M, et al. C-Shaped Canal System in Mandibular Second Molars: Part Ⅱ — Radiographic Features[J]. Journal of Endodontics, 2004, 30(12): 904.
14. 刘正,周学东.全国根管治疗技术规范和质量控制标准[J].华西口腔医学杂志,2004,22(5): 379 – 380.
15. Torabinejad M, Ung B, Kettering JD. In vitro bacterial penetration of coronally unsealed endodontically treated teeth[J]. Journal of Endodontics, 1990, 16(12): 566 – 569.

病例二

一、病史

患者男性,17岁。

1. 主诉

右上前牙牙龈反复肿胀流脓近2个月。

2. 现病史

半年前患者因外伤致右上前牙折断并逐渐出现冷热刺激痛症状,3月前在外院就诊。诊断为"冠折露髓",建议行根管治疗,患者未接受相应治疗,具体不详。近2月来,右上前牙龈反复肿胀并偶有脓液溢出,咬硬物时偶有疼痛不适,否认自发痛。现来我院要求治疗。

3. 既往史

患者否认冠心病、高血压、糖尿病、肝病、肾病及血液病等系统性疾病史,否认药物过敏史,否认食物过敏史。

4. 口腔检查

11近中切角折断缺损,可见陈旧性穿髓点,探诊无疼痛。11唇侧根方牙龈轻度肿胀,可见一瘘管,无溢脓。11叩诊略有不适,无明显松动。21切端釉质少量缺损,无叩痛,无松动,电活力测试结果同对照牙。

5. 辅助检查

X线片显示11近中切角缺损及髓,根尖区牙槽骨密度降低影像,根尖疑似外吸收？21 根周膜稍有增宽。前牙区牙槽嵴顶稍有吸收，11、21 牙根短小，11 临床冠根比约为 1∶1.15，21 约为 1∶1.07（图 2-1）。

6. 诊断

    11 慢性根尖周炎

    11 根尖外吸收

    21 牙体缺损

7. 诊断依据

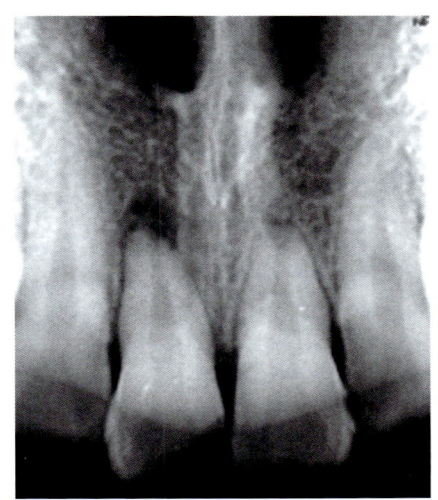

图 2-1　11 诊断片

    1）根据病史，患者半年前外伤致右上前牙折断，外院检查发现 11"冠折露髓"。患牙先是出现冷热刺激痛并逐渐发展到出现患牙咬物疼痛、牙龈反复肿胀和溢脓，本次就诊所摄牙片显示 11 根尖区牙槽骨低密度影像，符合冠折露髓—牙髓感染—慢性牙髓炎—牙髓坏死—慢性根尖周炎的疾病发展变化，因此 11"冠折、慢性根尖周炎"诊断明确。

    2）牙片显示 11 根尖不完整，根尖区根管粗大，未见明显根尖缩窄，疑似根尖孔区有破坏。考虑患者发生冠折时已 16 岁，之前并无前牙外伤史或者发育畸形，正常情况下牙根应已发育完全，故牙片所见 11 根尖缺损来源于病理性变化的可能性较大，考虑拟诊为"根尖外吸收"。

    3）21 检查发现切端釉质少量缺损，应是由外伤引起。牙体缺损诊断明确。

8. 治疗方案

    1）11 拟试行根尖屏障术＋根管充填＋树脂充填修复，18 周岁后视情况决定后续修复方案。

    2）12 观察随访。

二、治疗

1. 首次就诊

（1）术前谈话

告知患者及家长术中术后可能出现的问题,说明患牙的近期和远期疗效,必要时需拔除患牙。患者及家长表示理解,家长代签字同意试行根尖屏障术治疗。

（2）处理

1）上橡皮障;

2）显微镜下,11 开髓,拔残髓;

3）根管清理疏通;

4）根管长度测定:根管长度测定仪测量根长,插针摄片确定 11 根管工作长度为 16.5 mm(图 2-2);

5）根管预备:使用 K 锉预备根管至 80#;

6）根管冲洗:2% 氯亚明和 3% H_2O_2 交替冲洗根管,超声根管荡洗,纸尖干燥根管;

7）根管内置 $Ca(OH)_2$ 糊剂,髓腔内置一干棉球,暂封;

8）告医嘱,2 周后复诊。

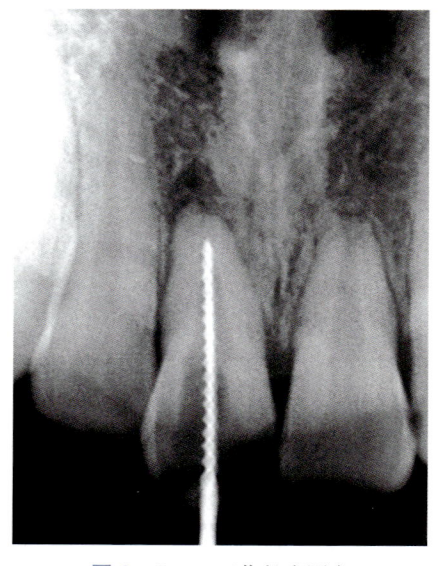

图 2-2 11 工作长度测定

2. 第二次就诊

（1）主诉

治疗后右上前牙无不适主诉。

（2）口腔检查

11 暂封完整,无明显叩痛。牙无松动,唇侧牙龈肿胀明显好转。

（3）处理

1）上橡皮障;

2) 拆除 11 暂封；

3) 显微镜下，根管清理，超声根管荡洗，2%氯亚明和 3%H_2O_2 交替冲洗根管，纸尖干燥根管；

4) 在根管根尖段置入约 5 mm 长度 MTA，摄片确认 MTA 放置到位（图 2-3）；

5) 根管口暂封；

6) 4 小时后去除暂封；

7) 根管充填：AHplus+热牙胶垂直加压充填根管，X 线片显示根充密合到位（图 2-4）；

8) 磷酸锌水门汀做基，复合树脂充填，调𬌗，抛光；

9) 告医嘱，建议 3 个月后复查。

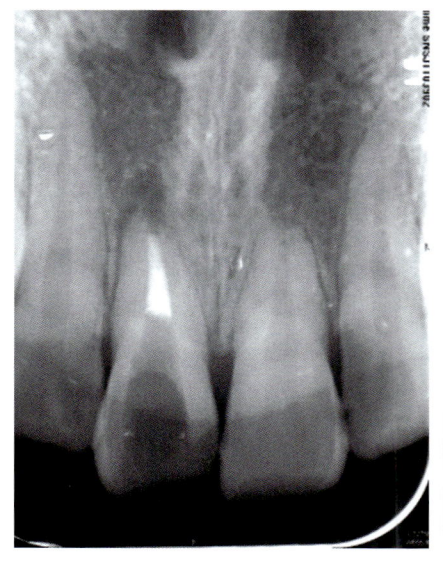 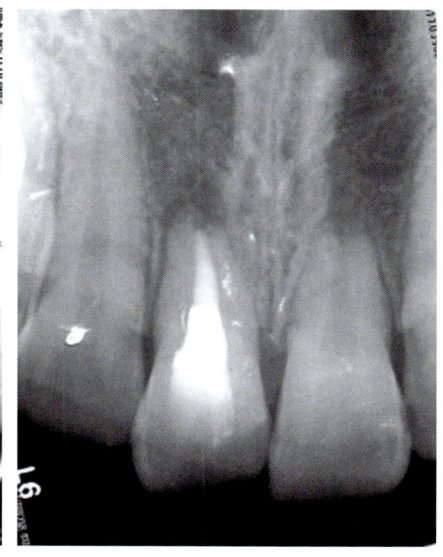

图 2-3　11MTA 根尖屏障术后即刻　　图 2-4　11 根充后即刻

3. 第三次就诊

（1）主诉

治疗后 3 个月，右上前牙无不适主诉。

（2）口腔检查

11 充填物完整，无叩痛。牙无松动，牙龈无红肿。

(3）辅助检查

X线片显示11根尖区牙槽骨低密度影像范围明显缩小。根尖疑似外吸收处可见牙骨质沉积（图2-5）。

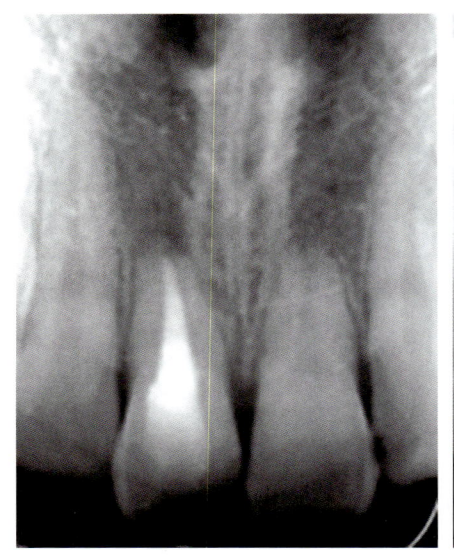
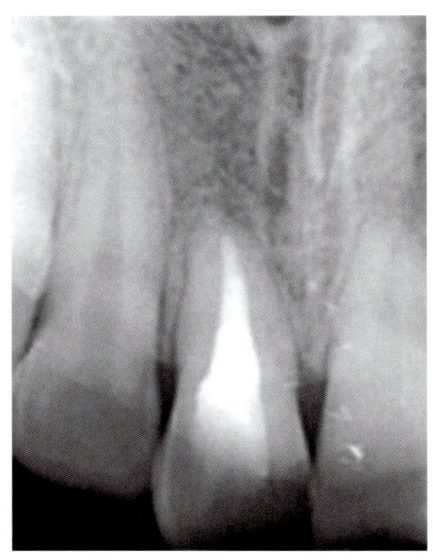

图2-5　11治疗后3个月　　　　图2-6　11治疗后半年

4．第四次就诊

（1）主诉

治疗后半年，右上前牙无不适主诉。

（2）口腔检查

11充填物完整，无明显叩痛。牙无松动，牙龈无明显红肿。

（3）辅助检查

X线片显示11根尖区牙槽骨低密度影像基本消失。根尖疑似外吸收处可见牙骨质明显沉积修复（图2-6）。

5．第五次就诊

（1）主诉

治疗后1年，右上前牙无不适主诉。

第一部分 病例

(2) 检查

11 充填物完整,无明显叩痛。牙无松动,牙龈无明显红肿。

(3) 辅助检查

X 线片显示 11 根尖区牙槽骨低密度影像完全消失。根尖疑似外吸收处修复完成(图 2-7)。

(4) 处理

1) 上橡皮障;

2) 拆除原树脂充填物;

3) 复合树脂美学修复近中缺角,调𬌗,抛光;

4) 告医嘱。

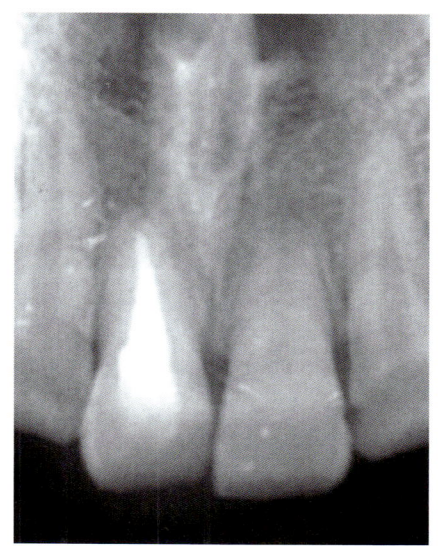

图 2-7 11 治疗后 1 年

三、讨论

1. 根尖屏障术及其适应证

牙本质-牙骨质界所在的部位是根管最狭窄处,也被称为生理性根尖孔。在牙根发育正常的牙齿,生理性根尖孔既是根管预备的终止点,也是根管充填的终止点。在根管充填时能增加根管内压,使根管充填材料紧密地封闭根尖孔,防止超充,具有十分重要的临床意义。因此,在根管预备过程中要注意避免损伤这一天然根尖屏障。但是,在根尖孔未闭合的牙髓坏死或慢性根尖周炎的恒牙,即使进行了彻底的根管预备和清理,但由于失去了生理性根尖孔这一天然屏障的阻挡,在根管充填加压时一方面根充材料无法在牙根的尖端形成紧密的封闭,导致根管治疗根尖周组织中的病原体和组织液也可以经由封闭不全的根尖孔和副根尖孔进入根管,造成根管再感染和根管治疗的失败,另一方面可能将根充材料推出根管进入根尖周组织,引起异物炎症反应。因此,对于这类患牙,有必要通过人工方式重塑根尖屏障。其经典的治疗方法是,将无机三氧化物聚合物(mineral trioxide aggregate,MTA)置入根尖部位,待其硬固后形成根尖止点,达到根尖封闭的效果,称为根尖屏障术(apical barrier technique),也称 MTA 根尖屏障术(MTA barrier technique)。其适应证包括：① 牙髓坏死或根尖周炎症的根尖孔未发育完全的恒牙；② 长期根尖诱导未能形成根尖屏障的恒牙；③ 根尖有吸收的恒牙；④ 根尖过度预备的恒牙；⑤ 根尖手术失败的恒牙；⑥ 根尖周炎症较为严重，但牙根短小，不适合进行根尖手术的恒牙等。需要注意的是，根尖屏障术并非牙髓病和根尖周病的常规治疗手段，适用范围较窄，但因其与根尖手术相比具有操作相对简单、创伤小，治疗效果较好的优点，可以作为部分根尖手术病例的备选治疗方案。

本病例患牙在术前进行影像学评估时发现其牙根十分短小，患牙冠根比仅为 1∶1.15，属于根尖手术的非适应证，若强行行根切术，术后冠根比将低于 1∶1，严重影响术后的牙齿修复及远期使用，而根尖屏障术能够在保持牙根长度不变的前提下消除患牙炎症、保留患牙，因此根尖屏障术是本病例的首选治疗方法。

2. 根尖屏障术 MTA 放置的时机

放置 MTA 的时机是不少临床医师关心的问题。在放置 MTA 之前一般需要完成包括开髓、根管清理、工作长度确定、根管预备、根管消毒等一系列操作，过程与常规根管治疗极为相似。事实上，放置 MTA 的时机与根管充填的时机也较为相似，关键是感染的控制情况。具体而言主要和以下几个因素有关：① 患者的症状和体征；② 牙髓和根尖周组织的状态。如果患者存在严重的根尖周症状，需要先行对症治疗，优先处理根尖周急性感染，待根尖周感染控制后再考虑 MTA 的放置。由于根尖屏障术的病例大多有长期根尖周感染病史，感染情况一般较为严重，根尖一般有不同程度的破坏且根管粗大，根管壁往往较薄，机械预备往往难以彻底清除感染，很大程度上需要依赖化学预备实现根管彻底消毒。因此，患牙即使没有明显的根尖周症状，根管清理后也不建议立即放置 MTA，应该在根管封药消毒并完全控制根尖周炎症后再行 MTA 放置。概括起来，临床医师应在根管机械预备、化学预备和封药消毒后，检查患牙无自觉症状、无明显叩痛，根管干燥无分泌物无异味，窦道闭合的情况下放置 MTA 并进行 MTA 冠方根管的充填。

3. 关于 MTA

无机三氧化物聚合物 MTA 是一种新型生物材料，主要成分是磷酸三钙、铝酸三钙、氧化三钙和氧化硅等。因其具有优良的生物相容性、良好的亲水性、良好的边缘封闭性、高 pH 值强碱性和诱导根尖硬组织形成等优点而被广泛地应用于根尖屏障术、根管侧壁穿孔修补、根尖倒充填、活髓切断术、盖髓术和牙髓血运重建术等，是目前临床最常用的根尖屏障材料，其疗效已为大量研究所证实。iRootBP plus 是另一种新型生物陶瓷，与 MTA 有相似的组成成分。动物实验和临床研究结果显示，用于根尖屏障术时，iRootBP plus 具有与 MTA 相似或者更好的临床疗效，由于 iRootBP plus 的可操作性优于 MTA，因此其治疗操作的时间明显短于 MTA，方便临床使用。

4. 根尖屏障术的临床操作要点

MTA 的可操作性不佳，特别是对于经验不丰富的低年资医师，放置到位且充填密实比较困难，使用专用的输送和充填器械可以简化操作，其缺点是器械价格比较昂贵。在没有专用器械的情况下，简单有效的方法是将调拌好 MTA 团块放置在根管口，使用大锥度纸尖推压输送 MTA 至根尖并压实。有学者研究发现，即使少量 MTA 被推压超出根尖孔也不会对治疗效果产生严重影响。也有学者尝试以操作性能较好的 iRoot BP 代替 MTA 进行根尖屏障制作。iRoot BP 作为根尖手术倒充填材料的疗效已经得到证实，但其作为根尖屏障的疗效尚缺乏足够的长期的研究数据。

MTA 调拌后需要 4 小时左右才能固化，若在 MTA 未完全固化前就进行根管充填加压则可能会破坏还未硬固的根尖屏障并将其推出根尖孔，导致治疗失败。因此，在 MTA 放置到位后立即进行冠方根管充填是不合适的，建议置入 MTA 后可以在根管口放置一个潮湿棉球，用玻璃离子等材料暂时封闭髓腔，待 1~2 天后复诊再行冠方根管充填和牙体修复即可。

牙科显微镜能够将术区细节放大并且提供比牙科治疗椅更好的照明条件，因此建议在牙科显微镜下行根尖屏障术。若没有牙科显微镜，也可以使用牙科放大镜。

5. 临床疗效观察时间和评价标准

对于根尖屏障术疗效的评价，临床上尚无统一的标准。目前，学术界大都参考根管治疗疗效评价标准对根尖屏障术的术后疗效进行评价。根据中华口腔医学会牙体牙髓病学专委会制定的《全国根管治疗技术规范和疗效评价标准》:"对于根充后疗效评价的观察时期应在2年后评价远期疗效,或应该分为无根尖病变和有根尖病变,前者为1～2年,后者为2～5年",我们的建议是,根尖屏障术治疗后应在术后3个月、6个月、12个月、24个月定期复查,若根尖周病变较为严重伴有较大范围的牙槽骨破坏,则需延长观察期至2～5年。

参考文献

1. 樊明文.牙体牙髓病学[M]:第4版.北京:人民卫生出版社,2012.
2. Ingle, Ide J. Ingle's endodontics 6/[M]. BC Decker, 2008.
3. 梁景平.临床根管治疗学[M]:第2版.世界图书出版公司上海分公司,2018.
4. Torabinejad M, Chivian N. Clinical application of Mineral Trioxide Aggregate[J]. Journal of Endodontics, 1999, 25(3): 197-205.
5. Chen I, Karabucak B, Wang C, et al. Healing after root-end microsurgery by using mineral trioxide aggregate and a new calcium silicate-based bioceramic material as root-end filling materials in dogs[J]. Journal of Endodontics. 2015: 41(3): 389-399.
6. Khalil W A, Abunasef S K. Can Mineral Trioxide Aggregate and Nanoparticulate EndoSequence Root Repair Material Produce Injurious Effectsto Rat Subcutaneous Tissues? [J]. Journal of Endodontics, 2015, 41(7): 1151-1156.
7. 熊亚芳,雷志敏.生物陶瓷 iRoot BP plus 和 MTA 形成根尖屏障的临床疗效对比[J].广西医科大学学报,2017,034(001): 124-126.
8. 刘正,周学东.全国根管治疗技术规范和质量控制标准[J].华西口腔医学杂志,2004,22(5): 379-380.
9. 徐琼,凌均棨,黄芳,等.MTA 形成根尖屏障的疗效观察[J].上海口腔医学,2006,15(1): 7-10.
10. Desai S, Chandler N. The restoration of permanent immature anterior teeth, root filled using MTA: A review[J]. Journal of Dentistry, 2009, 37(9): 0-657.

病例三

一、病史

患者女性,71岁。

1. 主诉

左上后牙牙龈反复破溃2年余。

2. 现病史

患者左上后牙牙龈自2年前开始出现反复肿胀破溃,有脓性液体溢出,曾服用抗生素可以自行愈合,近3月牙龈破溃不愈,时有渗出,来院要求检查治疗。否认牙齿有自发痛,冷热刺激痛和咀嚼食物疼痛等病史。

3. 既往史

该牙5年前经根管治疗后行冠桥修复。患者否认冠心病、高血压、糖尿病、肝病、肾病及血液病等系统性疾病,否认药物和食物过敏史。

4. 口腔检查

24 25×27 冠桥已拆除。

24 远中-𬌗复合树脂充填体完好,无松动,无叩痛,颊侧根尖区黏膜探及窦道,窦道口扪诊可触及尖状突起,质地硬,有轻度疼痛,牙龈无肿胀,无牙龈探诊出血(图3-1)。

25 近中-𬌗复合树脂充填体,27 远中-𬌗银汞合金充填体均完好,牙齿无松动,无叩痛,牙龈无肿胀,无窦道,无充血。

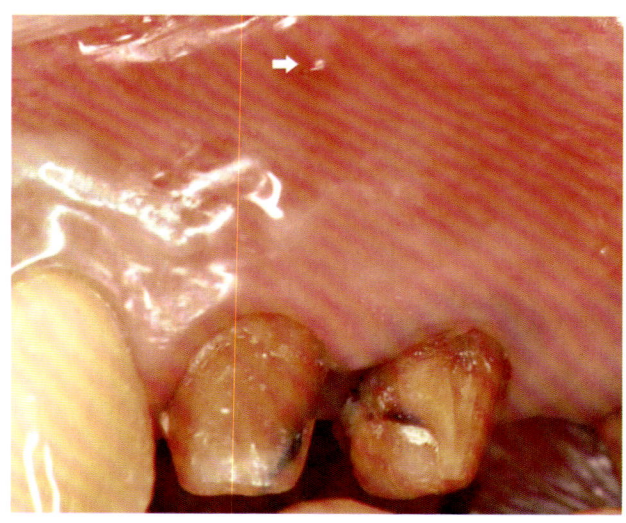

图 3-1 24 颊侧根尖区黏膜探及窦道(白色箭头处)

5. 辅助检查

X 线片显示：

24 根管内高密度充填影像,距离根尖约 1 mm,根尖 1/3 欠密合,根尖远中侧根周膜有增宽影(白色箭头处)(图 3-2)。

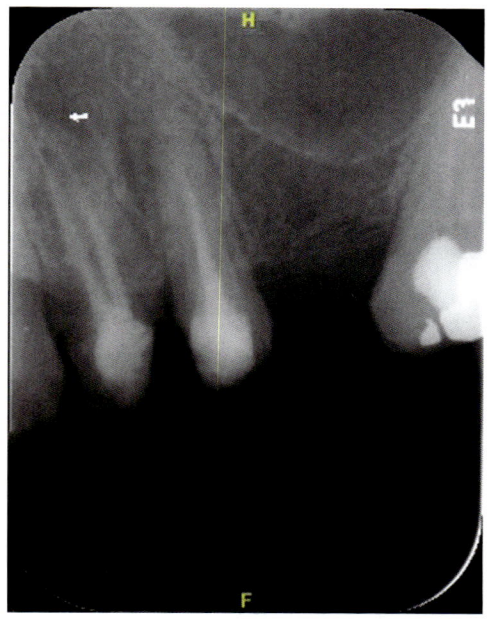

图 3-2 24 根管内高密度充填影像,距离根尖约 1 mm,根尖远中侧根周膜有增宽影(白色箭头处),25 根管内高密度充填影像,距离根尖约 2 mm,根尖无阴影

25 根管内高密度充填影像,距离根尖约 2 mm,根尖无阴影(图 3-2)。

27 髓腔内高密度充填影,根管影像模糊,根尖无阴影,远中邻面充填体有悬突(图 3-3)。

CBCT 显示:

矢状面:24 根尖区近中及远中骨质破坏,根尖无骨质包绕,经测量根尖高出牙槽骨表面约 3 mm,根尖远中侧骨质斜形吸收至根中 1/3(白色箭头),根管内高密度充填影(图 3-4)。

冠状面:24 根尖区颊侧及腭侧骨质破坏,根尖无骨质包绕,根尖高出牙槽骨表面约 3 mm(图 3-5)。

横截面:24 根尖区骨质破坏,累及颊侧、腭侧、近中及远中,牙槽骨厚度降低,根尖区无牙槽骨包绕,突出于牙槽骨表面约 3 mm(图 3-6)。

6. 诊断

24 慢性根尖周炎(牙龈窦道)

7. 诊断依据

1) 患牙 5 年前有根管治疗史及冠桥修复史,近 2 年牙龈反复肿胀破溃,有脓性液体溢出。起初服用抗生素可以愈合,病情缓解,近 3 个月牙龈一直破溃不愈。病程符合炎症感染从急性期发作,抗炎治疗后转为慢性的反复交替的一个过程。

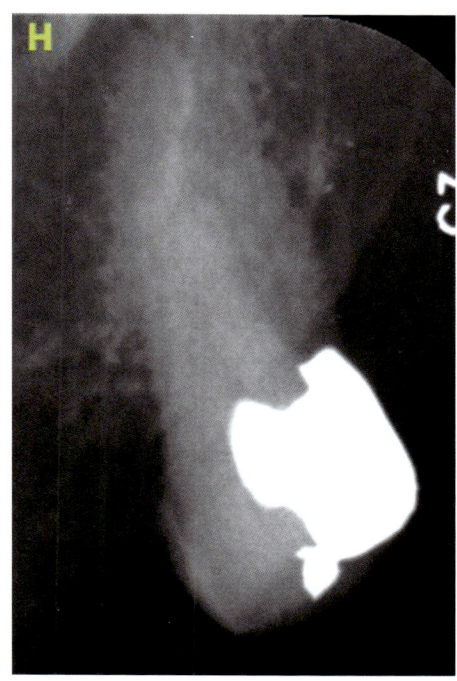

图 3-3　27 髓腔内高密度充填影,根管影像模糊,根尖无阴影,远中邻面充填体有悬突

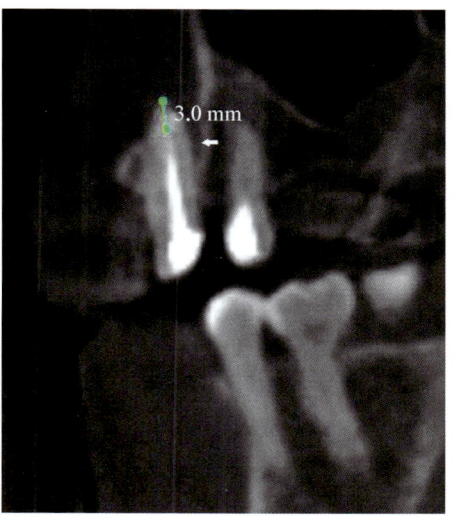

图 3-4　24 矢状面,根尖区近中及远中骨质破坏,根尖无骨质包绕,经测量根尖高出牙槽骨表面约 3 mm,根尖远中侧骨质斜形吸收至根中 1/3(白色箭头处)

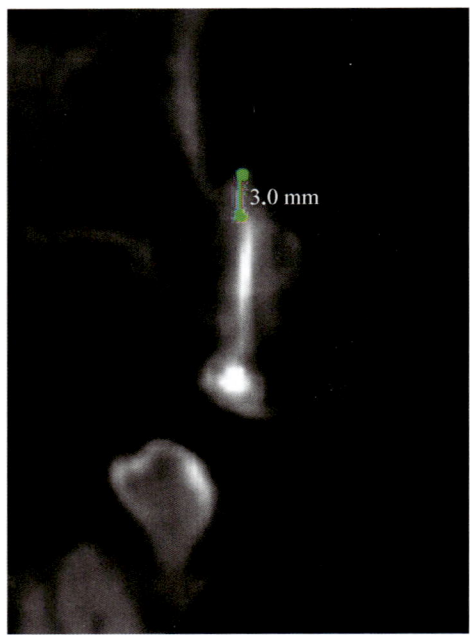

图 3-5 24 冠状面,根尖区颊侧及腭侧骨质破坏,根尖无骨质包绕,经测量根尖高出牙槽骨表面约 3 mm

2)临床检查显示,24 远中-𬌗见复合树脂充填体,边缘密合,无松动,无叩痛,颊侧根尖区黏膜探及窦道,窦道口扪诊可触及尖状突起,质地硬,有轻度疼痛,牙龈无肿胀。窦道的存在提示慢性炎症的存在(图 3-1)。

3)患牙 X 线影像学检查,根尖片显示:24 根管内高密度充填影像,根尖 1/3 欠密合,距离根尖约 1 mm,根尖远中侧根周膜有增宽影(白色箭头处)(图 3-2)。提示根管内充填有欠填的情况,以及有根尖的骨质破坏情况,符合慢性根尖周炎的关键影像依据。

进一步 CBCT 检查显示,24 根尖区近中和远中,颊侧和腭侧,

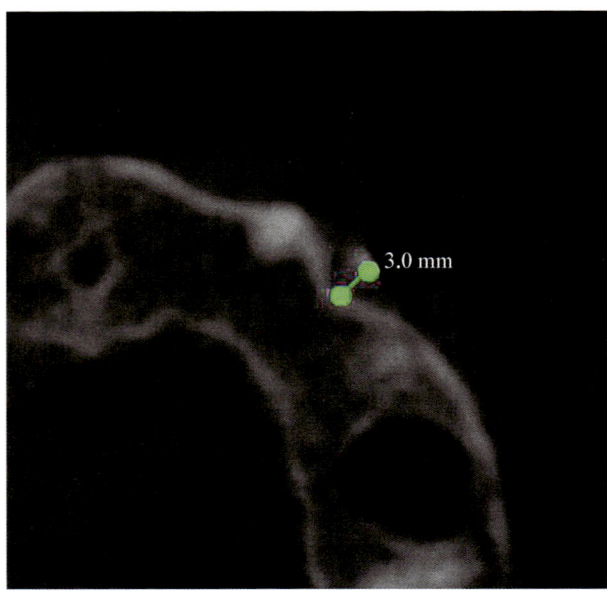

图 3-6 24 横截面,根尖区骨质破坏,累及颊侧、腭侧、近中及远中,牙槽骨厚度降低,经测量根尖突出于牙槽骨表面约 3 mm

骨质均破坏，根尖无牙槽骨包绕，经测量根尖高出牙槽骨表面约 3 mm，牙槽骨厚度降低，根管内高密度充填影（图 3-4，图 3-5 和图 3-6）。

提示，24 位于上颌牙弓的转角区，牙体长轴倾斜，根尖接近牙槽骨表面，由于根尖感染的反复发作致使根尖骨质破坏，包绕根尖的骨质均破坏，同时引起牙槽骨的厚度变薄，致使牙根尖突出于牙槽骨的表面，摩擦刺激牙龈破溃形成窦道。

4）在 CBCT 矢状面显示：24 根尖远中侧骨质斜形吸收至根中 1/3（图 3-4 白色箭头），提示该处可能存在侧支根管封闭不良的情况。由于 CBCT 分辨率的关系，目前尚不能显示所有侧支根管的影像，对此判断缺乏直接的依据。

5）基于上述分析，患牙的诊断为慢性根尖周炎是明确的，分析造成疾病的原因可能是由于原来的根管治疗不完善引起的，也可能是由于冠桥修复后，磨耗不均匀所引起的咬𬌗关系不良（咬𬌗创伤）加重了根尖骨质的破坏程度，由于 24 25×27 冠桥已拆除，原有的咬𬌗关系情况无法检查，病因的分析缺乏足够的临床检查依据。

8. 治疗计划

（1）24 拟根尖手术

24 经临床检查和影像学检查分析，诊断为慢性根尖周炎（牙龈窦道）。X 线影像学检查，根尖片显示：24 根管内高密度充填影像，根尖 1/3 欠密合，距离根尖约 1 mm，根尖远中侧根周膜有增宽影，提示根管内充填有欠填的情况。分析原因，由于根管欠填未能充分消灭生理性死腔，致使残留细菌得到根尖周组织的营养来源，而持续发挥作用而造成根尖周组织的破坏。通过根管再治疗，去除原有根管充填物可以重新清理根管，充填生理性死腔，切断根管内残留细菌与根尖周组织之间的联系，达到控制感染，促进根尖周组织愈合的效果。

但是，本病例经 CBCT 进一步检查，显示患牙根尖区近中和远中，颊侧和腭侧，骨质均已破坏，根尖无牙槽骨包绕。经测量，24 根尖高出牙槽骨表面约 3 mm。即，患牙根尖区已经没有正常的牙槽骨包裹。

慢性根尖周炎的愈合过程是，根管经过清理消毒及充填，感染控制后。根尖骨质破坏进程收到了抑制，而根尖周围的牙槽骨分化诱导成骨细胞修复缺损的根尖周骨质。而该患牙根尖周骨质完全缺失,根尖暴露于牙槽骨表面之上,直接与牙龈组织接触,缺乏周围正常牙槽骨分化诱导成骨的可能,已丧失了慢性根尖周炎愈合的条件。因此,即使该患牙行根管再治疗,去除原有根管充填物,重新清理根管,充填根管,控制了根管内感染。由于缺乏正常的根尖周牙槽骨,根尖周骨质修复的可能就无法达到。

因此,该患牙没有考虑进行根管再治疗,而首先考虑根尖手术,通过手术修整根尖形态的异常,并协调根尖和牙槽骨之间的相互关系。

(2) 25 27 暂不考虑进一步治疗

25 和 27 已经进行了治疗达 5 年之久,没有任何的临床症状,口腔检查也没有发现阳性体征。尽管影像学检查,根尖片显示,25 为根管欠填,但根尖并没有骨质破坏。27 髓腔内有高密度充填影,应为既往干髓治疗后,根尖并没有骨质的破坏。25 和 27 牙冠表面的充填体均没有脱落,边缘密合。因此,25 和 27 的治疗疗效评估是成功,故暂不考虑重新治疗。

(3) 24 25×27 固定桥修复

二、治疗

1. 首次就诊

(1) 术前谈话

告知患者治疗过程中及术后可能出现的情况和意外,如麻醉意外、出血、神经血管损伤、穿孔、术后牙龈及面部肿胀、疼痛、感染等,患者表示理解,签字知情同意书。

(2) 处理

完善手术前检查,包括血常规、出凝血时间等。

2. 第二次就诊(手术过程)

(1) 口唇部消毒

75%乙醇(酒精)棉球沿口唇为中心,同心圆状擦拭皮肤。

(2) 口腔黏膜消毒

1%碘伏棉球消毒口腔牙龈黏膜。

(3) 口腔局部麻醉

4%阿替卡因 + 1∶100 000 肾上腺素行术区局部浸润麻醉。

(4) 手术切口

手术显微镜下,角形切口。23 近中垂直切口,23 24 25 龈沟切口,止于 26 近中侧(图 3-7)。

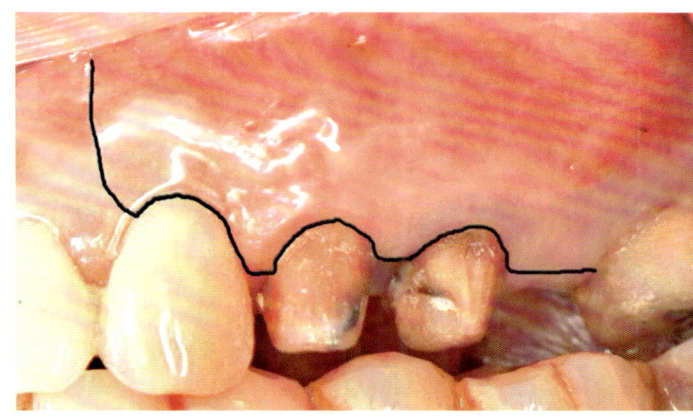

图 3-7　24 手术切口

(5) 翻瓣

手术显微镜下,用骨膜分离器分离牙龈,至暴露 24 根尖区域,显示 24 颊侧骨壁破坏,24 根尖完全暴露,突出于牙槽骨表面,根尖不完整,有外吸收(图 3-8)。

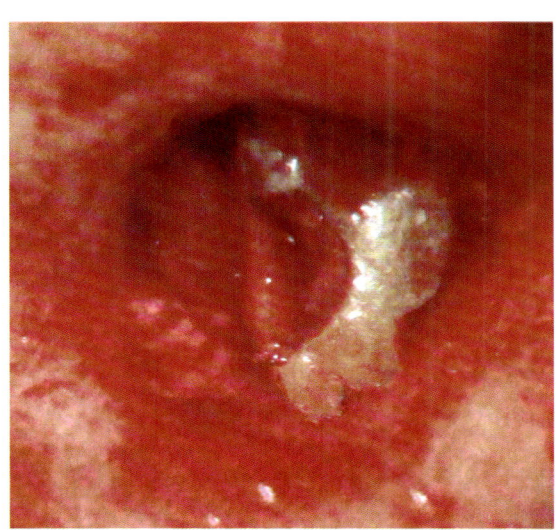

图 3-8　24 根尖暴露,突出牙槽骨表面,根尖不完整,有外吸收

(6) 根尖切除术

手术显微镜下，高速涡轮手机沿牙槽骨平面切除 24 根尖 3 mm，并修整至无锐利边缘，并使 24 根尖低于牙槽骨平面（图 3-9）。

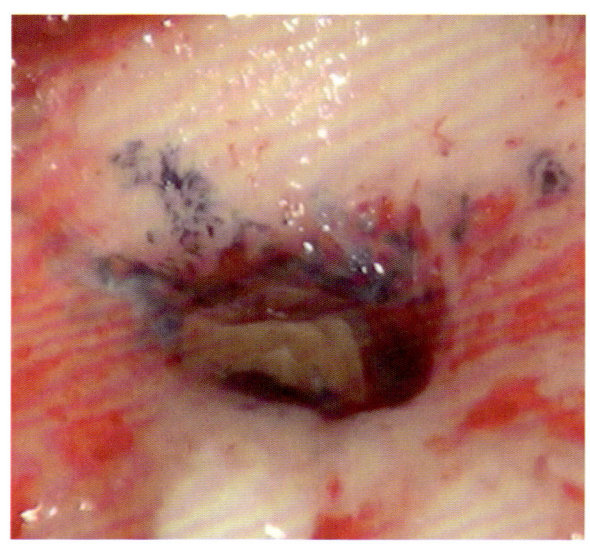

图 3-9　24 根尖切除 3 mm 后，根尖低于牙槽骨平面

(7) 根尖刮治清创

手术显微镜下，显微挖匙刮除根尖肉芽组织，生理盐水冲洗。

(8) 止血

用小团纱絮蘸取 1 mL/1 mg 盐酸肾上腺素注射液，置于骨腔内，压迫止血。

(9) 染色

0.1%亚甲基蓝溶液染色根切面，手术显微镜下，通过显微口镜观察根切面，显示染色剂包绕颊侧根管牙胶尖，染色剂浸润腭侧根管，颊侧根管和腭侧根管之间另有一个染色点（白色箭头处）（图 3-10）。

(10) 根尖倒预备

手术显微镜下，超声波治疗仪配合"L"形超声工作尖，行根尖倒预备，去除根尖部分牙胶尖，并清理相对应的根管壁以及颊侧和腭侧根管之间的峡部，形成哑铃形状（图 3-11）。

(11) 根尖倒充填

手术显微镜下，生理盐水冲洗根尖及骨腔，清洁干燥倒预备处根管，MTA 粉与液混合调拌，用显微根尖倒充填器充填 MTA，直至略超出倒根切

第一部分 病例

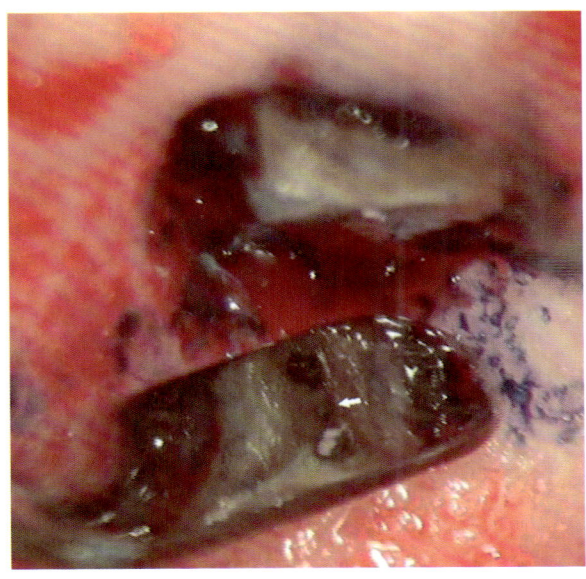

图 3-10 0.1%亚甲基蓝溶液染色根切面,颊侧根管牙胶尖周围染色剂浸润,染色剂浸润腭侧根管,颊侧根管和腭侧根管之间另有一个染色点(白色箭头处)

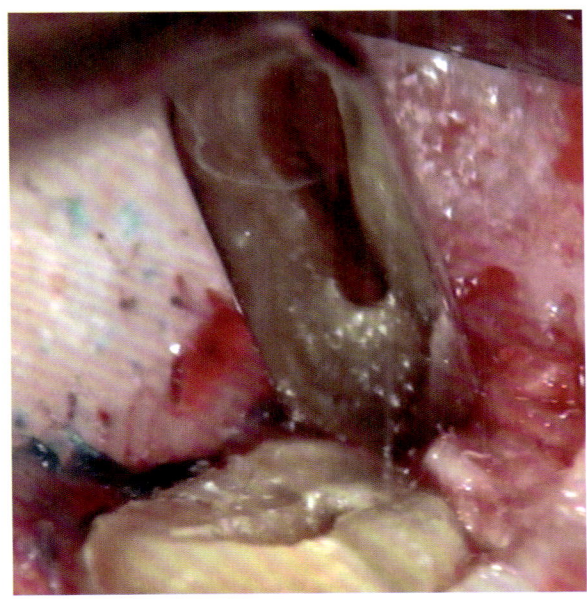

图 3-11 24 根尖倒预备,颊侧和腭侧根管之间的峡部,形成哑铃形状

面(图 3-12)。

(12) 清理

手术显微镜下,用显微挖匙去除多余 MTA 以及散落在骨腔内的 MTA 颗粒,并刮扒骨壁使血液充盈。

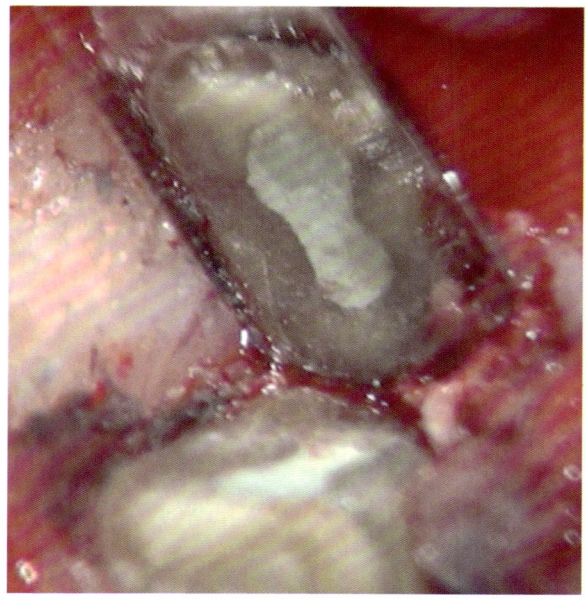

图 3-12 24 MTA 根尖倒充填

(13) Bio-Gide 生物膜

修剪 Bio-Gide 生物膜使覆盖骨腔开口(图 3-13)。

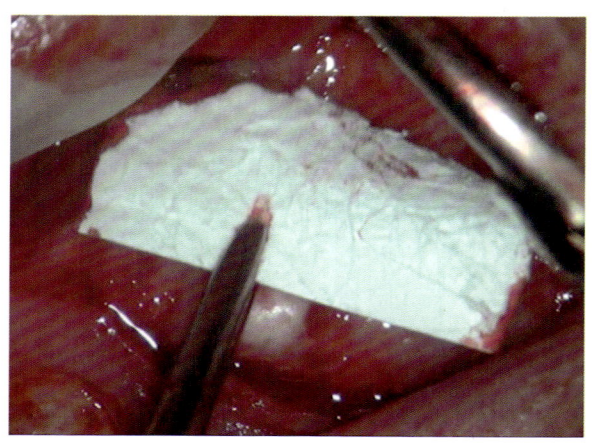

图 3-13 Bio-Gide 生物膜覆盖骨腔

(14) 瓣复位

复位牙龈瓣,使匹配对位。

(15) 缝合

5-0 线对位间断缝合。

（16）拍摄术后 X 线片（图 3-14）

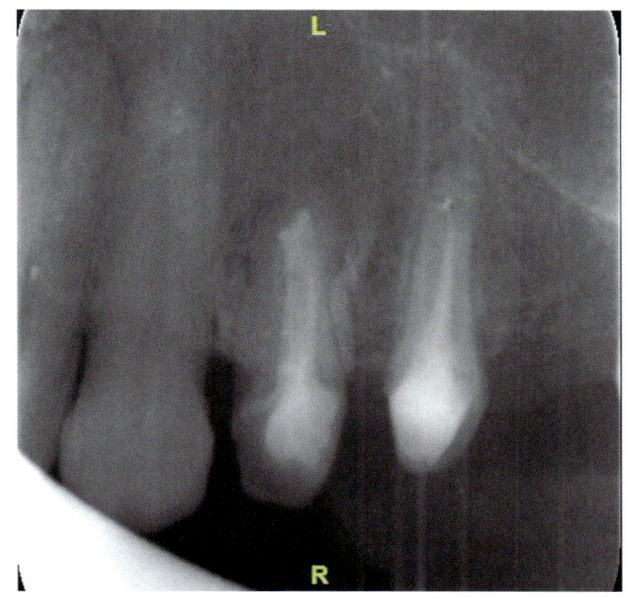

图 3-14　术后 X 线片显示 24 根尖高密度倒充填影密合

（17）术后口服抗生素头孢拉定 0.25 tid×3 天

（18）告知手术后注意事项，并嘱手术后 2 周复诊

3. 第三次就诊（术后 2 周）

（1）主诉

左上后牙手术后无不适。

（2）口腔检查

23 24 25 颊侧牙龈黏膜缝线完好，无脱落，牙龈无红肿。24 无松动，无叩痛。面部无肿胀，无出血，无压痛，质软。

（3）治疗

2%碘酊溶液消毒牙龈黏膜，拆除缝线。

（4）告知手术后 1 月复诊

4. 第四次就诊（术后 1 月）

（1）主诉

左上后牙手术后无不适。

(2) 口腔检查

23 24 25 颊侧牙龈黏膜见瘢痕,24 无松动,无叩痛,牙龈无红肿。

辅助检查

24 X 线片显示,根尖区域高密度倒充填影,根尖区远中侧根周膜增宽影(图 3-15)。

(3) 告知手术后 2 个月复诊

5. 第五次就诊(术后 3 个月)

(1) 主诉

左上后牙手术后无不适。

(2) 口腔检查

23 24 25 颊侧牙龈黏膜见瘢痕,24 无松动,无叩痛,牙龈无红肿。

辅助检查

24 X 线片显示,根尖区域高密度倒充填影,根尖区远中侧有根周膜增宽影(图 3-16)。

(3) 告知手术后 3 个月复诊

6. 第六次就诊(术后 6 个月)

(1) 主诉

左上后牙手术后无不适。

(2) 口腔检查

23 24 25 颊侧牙龈黏膜见瘢痕,24 无松动,无叩痛,牙龈无红肿(图 3-17)。

辅助检查

24 X 线片显示(偏角度投照),根尖区域高密度倒充填影,根尖区

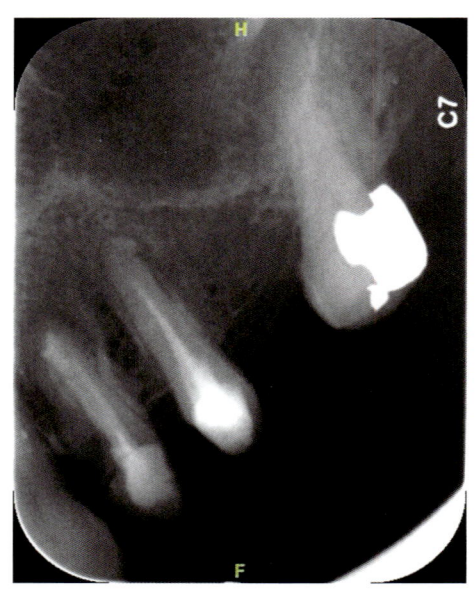

图 3-15　X 线片显示 24 根尖区域高密度倒充填影,根尖区远中侧根周膜增宽影

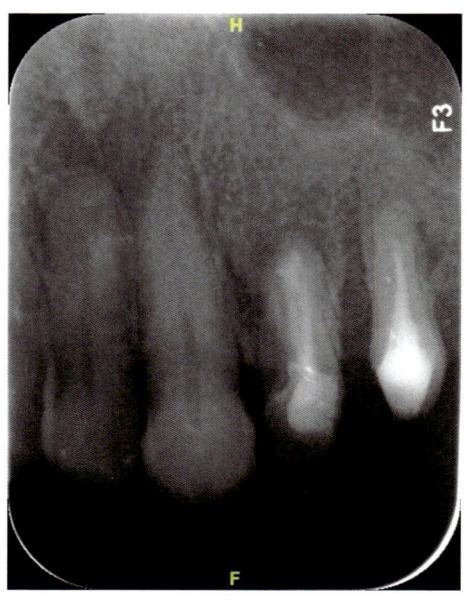

图 3-16　X 线片显示 24 根尖区域高密度倒充填影,根尖区远中仍侧有根周膜增宽影

第一部分 病例

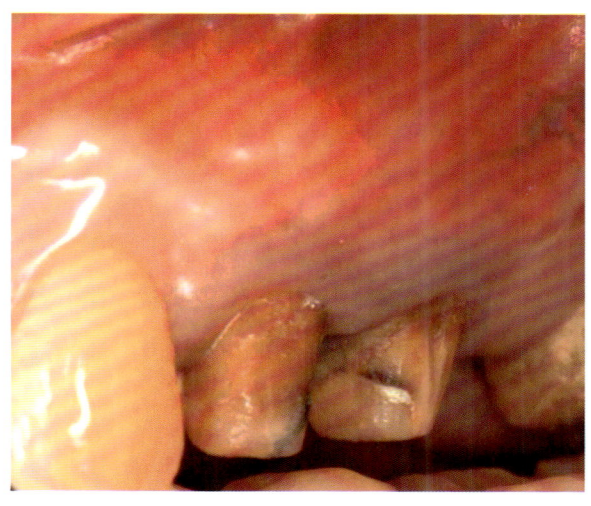

图 3-17 23 24 25 颊侧牙龈黏膜见瘢痕，牙龈无红肿

腭侧有根尖阴影，边界模糊（图 3-18）。

（3）告知手术后 6 个月复诊

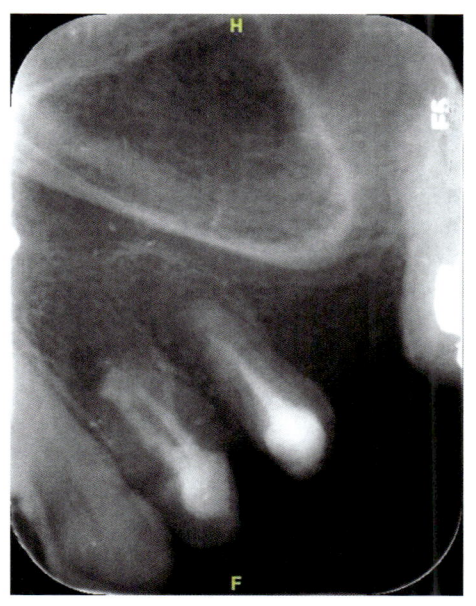

图 3-18 X 线片显示（偏角度投照），24 根尖区域高密度倒充填影，根尖区腭侧有根尖阴影，边界模糊

7. 第七次就诊（术后 12 个月）

（1）主诉

左上后牙手术后无不适。

(2) 口腔检查

23 24 25 颊侧牙龈黏膜见瘢痕,24 无松动,无叩痛,牙龈无红肿(图3-19)。

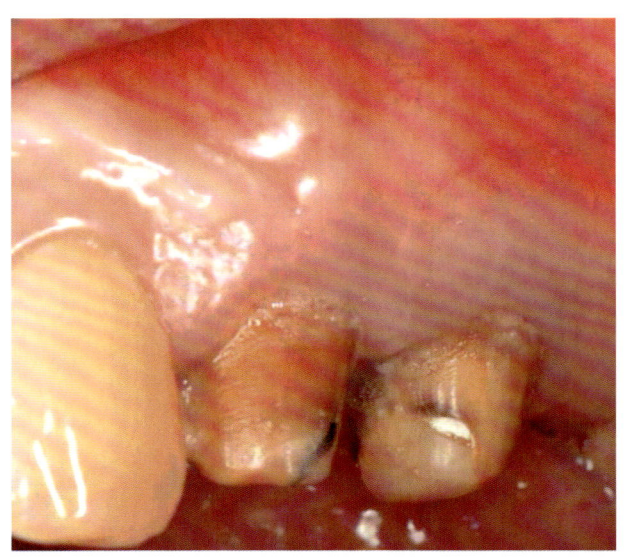

图 3-19 23 24 25 颊侧牙龈黏膜见瘢痕,牙龈无红肿

辅助检查

24 X 线片显示,根尖区域高密度倒充填影,根尖区阴影消失(图 3-20)。

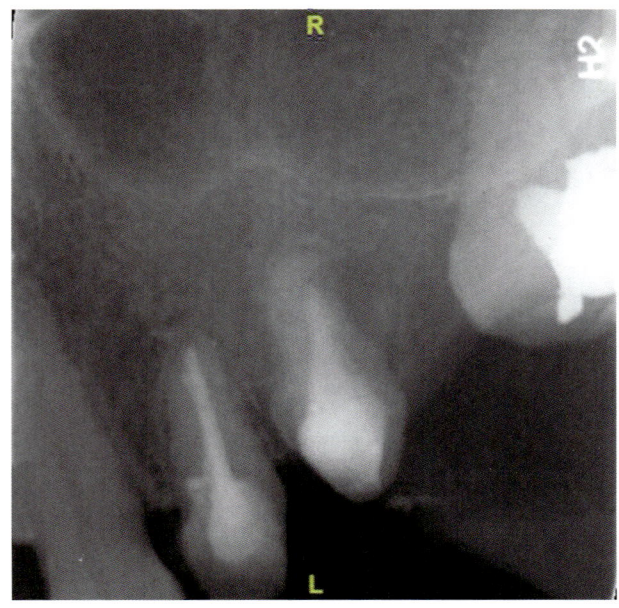

图 3-20 X 线片显示,24 根尖区域高密度倒充填影,根尖无阴影

(3) 告知患者可行牙冠修复

(4) 告知患者定期复诊

8. 第八次就诊(术后 18 个月)

（1）主诉

左上后牙已行冠修复,无不适。

（2）口腔检查

24 25×27 固定桥修复,边缘密合,23 24 25 颊侧牙龈黏膜及瘢痕,无松动,无叩痛,牙龈无红肿(图 3-21)。

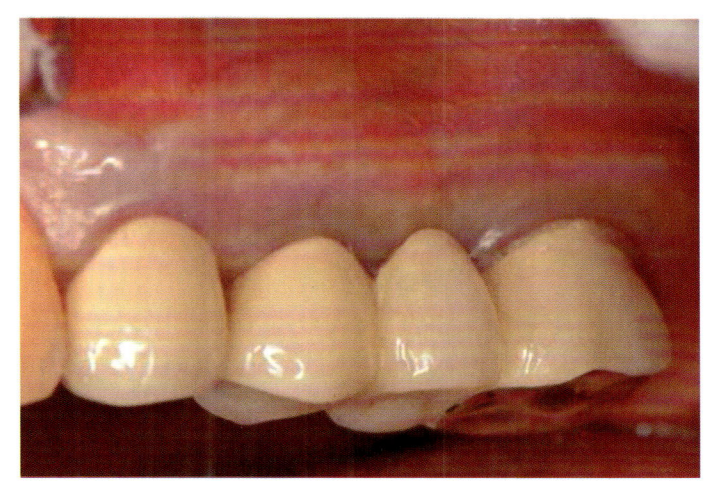

图 3-21　24 25×27 固定桥修复,23 24 25 颊侧牙龈黏膜见瘢痕,牙龈无红肿

三、讨论

1. 窦道和瘘管

窦道(sinus),是指机体组织感染、坏死,经体表排出体外后而形成的一个开口于体表的、不与体内空腔脏器相通的潜性盲管,可发生于软组织、脂肪、肌肉甚至骨质等,是深部组织坏死后形成开口于皮肤或黏膜的盲性管道。

瘘管(fistula),是指因脓肿引起的连接于体外与有腔器官之间或两个有腔器官之间的病理性排脓管道,通常有 2 个或 2 个以上开口,前者称为外瘘,有外口和内口;后者称为内瘘,仅有内口。是连接体表与内脏或深层组织之间的病理性管道，有内口与外口，即一头在空腔脏器内，另一头在皮肤表面，是两端开口的通道样缺损。

窦道和瘘管的区别是，窦道是一个是盲性管道，瘘管是两端开口。

形成原因：窦道的形成主要与感染有关，多种原因所致的软硬组织感染未得到及时有效的治疗，其周围纤维结缔组织在慢性炎症、脓肿或异物的刺激下，逐渐增生、肥厚，形成窦道，成为排脓的通道。瘘管的形成可能跟先天性、感染、机械压迫等多种原因有关。

临床症状，窦道临床表现局部外口红肿，常伴有脓性分泌物流出，异味明显，通道形态多样，多为细而狭长，可伴有发热等全身症状。瘘管的特点是经久不愈或时好时坏，局部出现红肿、疼痛，常伴有分泌物流出，通道形态多样，可伴有发热等全身症状。

牙齿患慢性根尖周炎（或由急性根尖周炎转变为慢性期）后，在根尖周区形成的脓肿，其脓液可通过根管、牙槽骨或牙间间隙排出，但绝大多数是通过牙槽骨板而在牙龈或颌面部皮肤表面形成牙龈窦道（gingival fistular）或皮肤窦道（skin sinus）而排脓。20 世纪 60 年代时，国外学者提出所谓慢性根尖周炎患牙的瘘管，应该称为窦道。已通过临床实践证明，无论是牙龈窦道还是皮肤窦道，只要将患牙进行完善的根管治疗术，对窦道不需要任何处理就完全可以治愈患牙。过去认为窦道内壁为上皮组织所构成，现今研究资料表明，窦道内壁有上皮组织存在，但主要是肉芽组织，不需要烧灼、药物治疗或外科手术切除。

窦道是由病变牙髓、外伤或咬𬌗创伤、牙周炎逆行感染刺激根尖周组织，根尖周膜中的组织细胞被细菌及其产生的毒素破坏致死。坏死的细胞溶解、液化，形成脓液并潴留于根尖部形成根尖脓肿，继而炎症向牙槽骨扩散，通过骨皮质的营养孔到达骨膜下，由于骨膜坚韧、致密、不易突破，脓液在此积聚，当达到相当的压力时，骨膜破裂，当脓液流注于黏膜下形成脓肿，即为黏膜下脓肿，破溃于口腔黏膜的排脓孔久不愈合则形成窦道，也可是窦道切开引流，久不愈合所致。

颌面部皮肤窦道的发生与相邻部位的病源牙有密切关系，慢性根尖炎引起的窦道部位，取决于根尖位置与密质骨的关系。牙源性面颊窦道以面下 1/3 较多见，上颌骨板薄，有较多营养孔，附着其上的肌肉多为纤薄的表情肌，因而易在牙槽黏膜上形成窦道。下颌相反，由于根尖及其牙位的变异,脓液排除途径复杂多变,易形成异位窦道。

慢性根尖周炎引起的窦道,在病源牙行彻底根管治疗后,绝大部分窦道不治自愈。冠周炎引起的瘘管,拔除智齿并进行牙槽窝刮治术,绝大部分窦道也可自愈。对不能自愈、反复发作者可进行窦道搔刮术或切除术。牙源性皮肤窦道诊断并不困难,在面颊窦道的诊断中应考虑到牙源性感染的可能,通过询问病史及对口腔全面检查,皮肤窦道邻近牙的色泽,牙髓活力,龋坏牙、阻生牙、变色牙与窦道的关系等。拍摄 X 线片可显示根尖病变情况及牙根的形态与位置关系,对准确判定病源牙有重要价值。

治疗窦道的基本原则是彻底清除病灶,消除病因。病源牙根管感染彻底清除后,窦道便会很快治愈。可结合 X 线片确定病源牙,然后根据根尖部病变情况及窦道的形态,综合分析后选用适宜的方法治疗,均可取得满意效果。治疗失败的可能原因:病灶或窦道病变组织清除不彻底,死腔及窦道过于弯曲,引流不畅。根管较细而弯曲,根管预备不彻底,根管充填物不易达到根尖。根尖周围感染区较大,常规根管治疗难以治愈。

本病例中,患牙颊侧牙龈视诊可及窦道,触诊可及质地硬的尖状突出物,根据影像学检查,CBCT 横截面、冠状面和矢状面显示左上颌第一前磨牙根尖突出于牙槽骨表面,分析原因是左上颌第一前磨牙牙根长轴内倾,根尖的位置靠近牙槽骨皮质表面,长期的根尖周慢性炎症致根尖周牙槽骨破坏,根尖周骨质破坏而致使牙槽骨宽度变窄后,左上颌第一前磨牙根尖突出于牙槽骨表面直接与牙龈组织接触,在行使功能时与牙龈组织摩擦,形成窦道长期不愈合。因此,在临床上通过触诊可以触及坚硬的根尖,在根尖手术中牙龈翻瓣后即发现,暴露于牙槽骨表面的左上颌第一前磨牙根尖。

2. 根尖微渗漏

根管治疗是目前治疗牙髓病和根尖周病最常用、最有效的手段,其质量控制的主要指标是根尖孔方和冠部入口封闭的严密程度。根尖微渗漏是根管治疗失败的主要原因,是导致根管治疗后发生根尖周炎的重要危险因素,是根管治疗失败的主要原因。当根管未能严密充填时,细菌等刺激物通过微渗漏进入根尖周组织,或根管内残留的微生物在接触来自唾液或根尖周组织液中的营养物质后大量繁殖产生代谢产物,导致治疗失败。根管形状、根管预备器械、冲洗剂及封闭剂的种类都会对根尖微渗漏造成影响。

根管形状对根尖微渗漏的影响：研究表明≥50%的根管横截面呈椭圆形。而目前大多数 ISO 标准根管预备器械或旋转镍钛器械呈圆形预备，对简单、狭窄、直的及圆形横截面的根管预备效果良好；但在处理椭圆形横截面和弯曲根管时，会遗留未预备的凹陷区，残余组织、细菌和牙本质碎屑可停留在此处。这种情况下，即使采用热牙胶充填技术也无法充分封闭根管。不同器械预备根管后遗留的未预备根管壁面积所占的百分比不同。因而，预备椭圆形横截面及弯曲根管时，可以在环形预备运动中使用小号锉，以尽可能多地清洁椭圆形根管中的凹槽或选用清洁能力更好的器械如三维自调节锉(self-adjusting file，SAF)，更好地清洁、成形根管，提高根管充填的适应性。此外，还可以通过大量、频繁的次氯酸钠等流体冲洗，让新鲜的溶液充分发挥其消毒效能，提高冲洗效果。

根管预备器械对根尖微渗漏的影响：当根管偏移指数(apical transportation index，ATI)≤0.3 mm 时，根管微渗漏的发生率为 3%，当 ATI>0.3 mm 时，根管微渗漏的发生率为 42%。不同根管预备器械在根管预备过程中对根管壁的影响会有差异，可能导致根尖封闭性不同。与镍钛器械相比不锈钢 K 锉弹性小，柔韧性差，尖端切削力强，易造成根管偏移，削弱充填材料的封闭能力。然而，也有大量研究认为，根管预备器械对根尖封闭性没有明显影响。可能的原因是根尖微渗漏是多因素作用的结果，根管预备器械造成的差异可能在一定程度上会因后续的处理方式的选择而有所弥补，几个因素共同作用于实验结果，造成不同的研究结果不一致。因而，预备器械对根尖微渗漏的影响还需进一步研究分析，从而为临床提供更有意义的指导意见。

根管预备过程无法避免将碎屑推出根尖孔，所有的预备技术和器械都会将碎屑挤出根尖孔。被挤出的碎屑不仅会影响感染的控制，导致术后疼痛，还可以作为感染源以微渗漏的方式进入根管导致治疗失败。预备技术和根管预备器械设计的不同，碎屑挤出量也不同。研究发现 ProTaper Universal (PTU)比 ProTaper Next(PTN)推出更多的碎屑出根尖孔。通常，旋转器械倾向于将牙本质碎屑引入锉的凹槽中，并将其引导到根管上部。如果根管预备器械的设计具有较强的切削力，允许在较短的时间内去除大量牙本质，却不能以相同的效率向冠方导出碎屑，会将较多碎屑推出根尖孔。评估并比较不同根管预备器械在根管预备过程中推出根尖孔碎屑的量，并使用推出碎屑少的器械有利于提高根管治疗的疗效。

由于根管解剖系统的复杂性，现有机械预备技术都不能彻底清除根管系统的微生物，还需要通过冲洗进一步清理根管系统。研究表明，根管治疗的质量取决于玷污层的清除，因为去除玷污层有利于减小微渗漏。临床常用洗必泰（Chlorhexidine，CHX）、柠檬酸（citric acid，CA）、乙二胺四乙酸（EDTA）及NaClO（sodium hypochlorite）等作为冲洗液去除玷污层。CHX有抗菌作用和良好的生物相容性，不会损伤牙本质有机基质，不会增大根尖微渗漏。CA和EDTA具有螯合作用，可以在不改变胶原纤维的同时去除玷污层，增加牙本质小管和胶原基质的暴露。从而加强封闭剂、胶原基质和牙本质中的矿物质之间的微机械结合，减小微渗漏。NaClO可以抗菌、破坏菌斑生物膜并能溶解有机组织。但是NaClO对有机物的清除具有选择性，不能彻底清除玷污层，并会使胶原纤维变性，妨碍封闭剂与牙本质形成结合紧密的混合层。此外，研究显示，使用1%、2.5%及5.25%的NaClO作终末冲洗液会抑制树脂聚合，降低粘接强度增大根尖微渗漏。因此，根管冲洗最后建议使用生理盐水等冲洗减少NaClO对树脂粘接等材料的影像。目前使用的冲洗液均有其局限性，寻找一种理想的根管冲洗剂是非常必要的。

根管封闭剂可以增加牙胶尖对牙本质的黏附力，对形成根管三维充填的致密性有重要的临床意义。目前临床使用的封闭剂主要有：氧化锌丁香油类、树脂基质类、氢氧化钙类和玻璃离子类。氧化锌丁香酚基质的封闭剂类应用最广泛，但它与牙本质的黏结力弱，根尖微渗漏严重。相比之下，树脂与根管壁的黏结更强，根尖封闭性更好。新型生物陶瓷材料iRoot SP是一种无铝、硅酸钙基质的即用型根管封闭剂，能诱导羟基磷灰石的生成，无凝固收缩，根尖微渗漏较小。有学者比较了硅酸钙封闭剂（iRoot SP）、氢氧化钙封闭剂（Sealapex）和环氧树脂封闭剂（AH Plus）的根尖微渗漏情况。iRootSP和AH Plus的根尖封闭性优于Sealapex。AH Plus和iRoot SP在根尖封闭能力方面没有差异。因而，就减小根尖微渗漏而言，选择iRoot SP或树脂类封闭剂更有优势。

根管充填是隔绝根管和口腔或根尖周组织的交通、防止再感染的重要步骤。目前的根管充填技术有冷侧压法、垂直加压法、热牙胶充填法、混合充填法和载核充填法等。但是充填技术对根尖微渗漏的影响尚存争议。但对于牙内吸收的牙齿，热牙胶充填技术有着明显优势。

本病例中，24根管治疗的完成是在5年前，整个治疗记录已无从查找，无法了解具体使用的根管预备器械、根管冲洗剂、根管封闭剂等信息，从根管充填的X线片显示，根尖1/3区域的牙胶尖充填疑似有不密合情况，牙胶尖距离根尖约1mm，临床判断根管充填效果比较困难。在根尖手术中，经根尖切除术后，在手术显微镜中观察，根切面显示颊侧根及腭侧根均有根管充填不密合，染色剂包绕颊侧根管牙胶尖周围，腭侧根管内有明显的染色剂浸润，提示根管存在根尖渗漏。颊侧根管和腭侧根管之间另有一个染色点，提示颊腭根管之间另有峡部存在，并开口于根尖区域。

3. 上颌第一前磨牙解剖形态

上颌第一前磨牙根管形态较复杂，存在一定的变异；牙根数目和根管形态存在种族差异。

Vertucci 分类法将根管的形态做了归纳：

Ⅰ型—从髓腔延伸至根尖孔的单一根管(1-1)；

Ⅱ型—两个分开的根管离开髓腔，然后在根尖孔处融合为一个根管(2-1)；

Ⅲ型—1个根管离开髓腔，在根内分成2个根管，到根尖孔处又合成1个根管(1-2-1)；

Ⅳ型—2个分开的根管，从髓腔延伸至根尖孔(2-2)；

Ⅴ型—1个根管离开髓腔，在根中1/3处分成2个根管(1-2)；

Ⅵ型—2个根管离开髓腔，在根内融合，到根尖孔处又分为2个(2-1-2)；

Ⅶ型—1个根管离开髓腔，在根内分开后又融合，在根尖孔处又分为2个根管(1-2-2-2)；

Ⅷ型—3个明显的根管，从髓腔延伸至根尖孔(3-3)；

其他—不能归入上述各型，如C型。

研究显示，上颌第一前磨牙单根牙57.36%，双根牙41.47%，三根牙1.18%，按Vertucci的标准对上颌第一前磨牙根管分类，Ⅰ型10.12%、Ⅱ型10.60%、Ⅲ型6.02%、Ⅳ型56.63%、Ⅴ型12.05%、Ⅵ型1.93%、Ⅶ型0.72%、Ⅷ型1.45%、其他型0.48%。上颌第一前磨牙单根率为75.0%，双根管率为83.58%，3根管率为1.87%，侧支根管发生率为25.0%，且有向根尖增加趋势，根尖孔大多数位于牙根的侧方。上颌第一前磨牙的形态从多到少依次是单根双根管、双根双根管、单根单根管和其他。上颌第一前磨牙根尖孔位置位于根尖部为57.8%、非根尖部为42.2%，根尖孔距根尖的平均距离为0.62 mm，根尖孔不在根尖部具有较高比率。

随着年龄增长，上颌第一前磨牙的髓腔内有继发性牙本质发生，根管形态逐渐复杂。单根牙中32.35%的牙根向远中弯曲，双根牙颊根33.33%向腭侧弯曲率，弯曲度为15.59°±8.47°，腭根31.11%向颊侧弯曲率，弯曲度为16.62°±5.19°。20%的上颌第一前磨牙在颊舌向存在明显的根管弯曲，单根管的牙齿无明显的颊舌向根管弯曲，大多数的颊舌向根管弯曲发生于双根双管的牙齿，37%的双根牙齿有根管弯曲，根管弯曲的发生部位多为牙根的偏根尖部分，多在根尖1/3出现一个弯曲。上颌第一前磨牙根管颊舌向弯曲发生率高，其中"S"形根管的弯曲情况更为复杂，其中第一弯曲多见于根中1/3，第二弯曲多见于根尖1/3处。

上颌第一前磨牙生理性根尖孔直径平均值为0.253 mm±0.075 mm，不同年龄之间有统计学差异，上颌第一前磨牙生理性根尖孔形状圆形占22.45%，椭圆形占61.22%，不规则形占16.33%，根尖孔直径在老年(≥60岁)减少，而根尖孔形状无增龄性变化，主要为椭圆形。

上颌第一前磨牙部分单根双根管含有管间峡区，含有管间峡区的根管口颊舌径4.343 mm±0.430 mm，与不含管间峡区的颊舌径4.709 mm±0.236 mm相比有显著性差异。管间峡区高发于根管中1/3，占含峡区根管截面数的52.57%，其次为根尖1/3，主要为完全峡区，分别占44.71%和51.25%，三维图像上为翼状或披肩样结构。上颌第一前磨牙主根管主要为长卵圆形，根管间距为4.3 mm左右时，根管中段易出现管间峡区。

上颌第一前磨牙齿的根管形态比较复杂，所以通过完善的根管预备和充填达到100%的成功疗效是不可能的。但如果能充分掌握根管的解剖形态，并采用正确的治疗方法，相信一定能大大提高根管治疗的成功率，从而保存更多的患牙。

本病例中，从24根管充填的X线片显示，根管形态为Ⅳ型-2个分开的根管，从髓腔延伸至根尖孔(2-2)。在根尖手术中观察到根切面，在颊侧根管和腭侧根管之间另有一个染色点，提示在颊侧根管和腭侧根管之间存在管间峡区，并开口于根尖区域，这就需要在根尖倒预备中将峡区一并进行处理,且在根尖倒充填时将此处一起充填,消除根尖微渗漏对治疗疗效的影响。

参考文献

1. 史俊南.窦道还是瘘管,牙体牙髓牙周病学杂志,2002,12(3):106-160.
2. Wu MK,Wesselink PR. A primary observation on thepreparation and obturation of oval canals [J]. International Endodontic Journal,2001,34(2):137-141.
3. Paqué F,Ganahl D,Peters OA,et al. Effects of root canal preparation on apical geometry assessed by microcomputed tomography[J]. Basic Research-Technology,2009,35(7):1056-1059.
4. Tomer AK,Banerjee S,Bhardwaj G,et al. Comparative evaluation of apical microleakage of various obturation techniques using Single Cone Gutta-percha,Lateral Condensation,Obutura,Calamus and Thermafil by dye penetration method[J]. Int J Oral Care Res,2016,4(1):4-7.
5. Metzger Z,Zary R,Cohen R,et al. The Quality of Root Canal Preparation and Root Canal Obturation in Canals Treated with Rotary versus Self-adjusting Files:A Three dimensional Micro-computed Tomographic Study[J]. J Endod,2010,36(9):1569-1573.
6. 范兵,樊明文,边专等.根管偏移对充填材料封闭根管能力的影响[J].口腔医学纵横,2001,17(2):83-87.
7. Tasdemir T,Er K,Çelik D,et al. An in vitro comparison of apically extruded debris using three rotary nickel-titanium instruments[J]. Journal of Dental Sciences,2010,5(3):121-125.
8. Zarrabi MH,Bidar M,Jafarzadeh H. An in vitro comparative study of apically extruded debris resulting from conventional and three rotary(ProFile,Race,FlexMaster)instrumentation techniques[J]. Journal of Oral Science,2006,48(2):85-88.
9. Kocak MM,Cicek E,Kocak S,et al. Apical extrusion of debris using ProTaper Universal and ProTaper Next rotary systems[J]. International Endodontic Journal,2015,48(3):283-286.
10. Wachlarowicz AJ,Joyce AP,Roberts S,et al. Effect of Endodontic irrigants on the shear bond strength of Epiphany Sealer to Dentin[J]. J Endod,2007,33(2):152-155.
11. Lahorsoler E,Mirandarius J,Brunetllobet L,et al. In vitro study of the apical microleakage with resilon root canal filling using different final endodontic irrigants[J]. J Clin Exp Dent,2015,7(2):e212-e217.
12. Prado M,Simão RA,Gomes BP. Effect of different irrigation protocols on resin sealer bond strength to dentin[J]J Endod,2013,39(5):689-692.
13. Ersahan S,Aydin C. Solubility and apical sealing characteristics of a new calcium silicate-based root canal sealer in comparison to calcium hydroxide-methacrylate resin-and epoxy resin-based sealers[J]. Acta Odontologica Scandinavica,2012,71,857-862.
14. Keles A,Ahmetoglu F,Ocak MS,et al. Comparative analysis of three different filling techniques and the effects of experimental internal resorptive cavities on apical microleakage [J]. European journal of dentistry,2014,8(1):32-37.
15. Shenoi PR,Morey ES,Sonarkar S,et al. Internal root canal resorption(pink tooth of mummery)a review[J]. International Journal of Dental Clinics,2015,7(1):25-30.
16. 程晓莉,翁雨来.422颗上颌第一前磨牙牙根及根管解剖形态的观察.上海口腔医学[J]2008,17(5):525-528.
17. 吴大明等.上颌第一前磨牙根管颊舌向弯曲情况的研究.华西口腔医学杂志[J],2007,25(2):149-152.
18. 朱丽娜等.应用锥形束CT研究上颌第一前磨牙根管预备前、后管间峡区的结构变化.上海口腔医学[J],2013,22(1):41-45.
19. 孙德刚等.上颌第一前磨牙影像学根管形态分析.口腔医学[J],2016 36(12):1132-1134.

病例四

一、病史

患者女性,28 岁。

1. 主诉

右上前牙牙龈胀痛不适 3 个月。

2. 现病史

患者 9 月前右上前牙牙龈反复出现牙龈胀痛,伴有脓性液体溢出,曾至当地医院治疗后,虽未再出现牙龈肿胀溢脓,但仍有胀痛不适感,按压有疼痛,近 3 月胀痛感加剧。

否认牙齿有自发通史,无冷热刺激痛,无咀嚼食物疼痛。

3. 既往史

该牙 10 余年前行根管治疗。患者否认冠心病、高血压、糖尿病、肝病、肾病及血液病等系统性疾病,否认药物、食物过敏史。

4. 口腔检查

12 唇面复合树脂贴面完整,颜色变暗,边缘光滑,腭面复合树脂充填物完好,牙齿表面无龋坏及实质性缺损。无松动,无叩痛,唇侧根尖黏膜轻度充血,触诊有轻度压痛,牙龈无肿胀,正中及前伸咬𬌗未扪及震颤,牙周袋探诊深度约 1 mm(图 4-1 和图 4-2)。

12 牙髓冷诊测试和牙髓电活力测试与对照牙相比较均无反应。

11 13 未探及龋齿及缺损,无松动,无叩痛,牙龈无肿胀,无充血,唇侧和

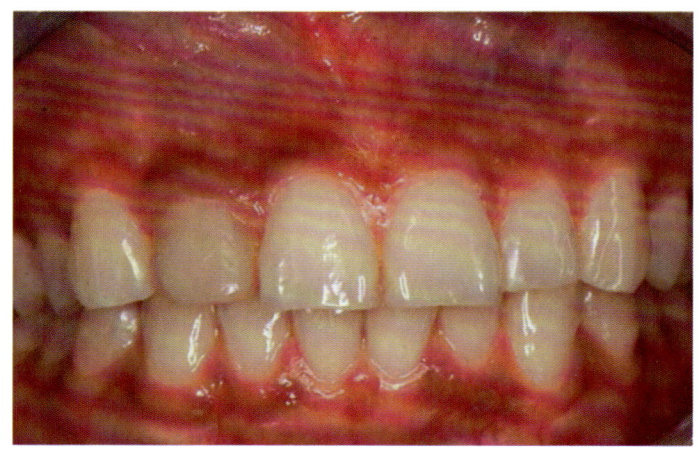

图4-1 12唇面，复合树脂贴面修复，颜色变暗

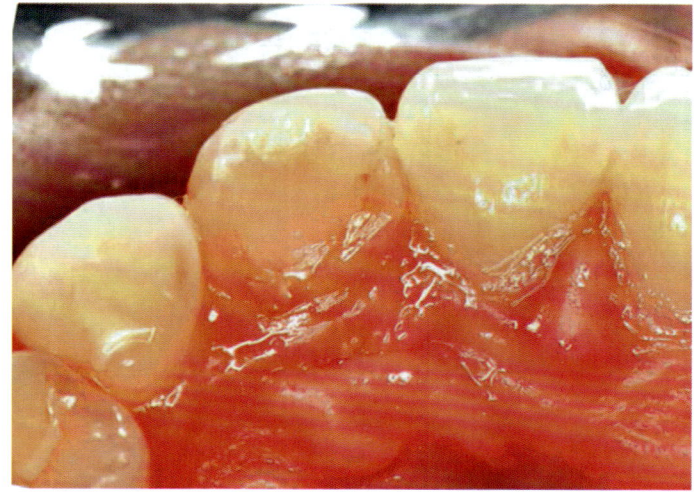

图4-2 12腭面，复合树脂充填体完整

舌侧牙周袋探诊深度为1 mm。

11 13牙髓冷诊测试和牙髓电活力测试均有反应，与对照牙比较无明显差异。

5. 辅助检查

X线片显示：12根尖阴影，范围约3 mm×4 mm，边界不清晰，近中和远中两根管内高密度充填影像，超出根尖（白色箭头1～3），长度分别为2.3 mm、0.9 mm和1.0 mm（图4-6），根尖区有团状高密度影（白色箭头4），范围2 mm×3 mm，根尖有外吸收（图4-3）。

CBCT显示：

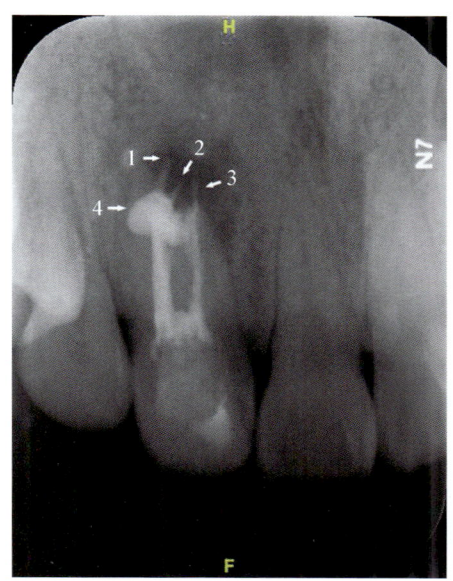

图4-3 12根尖阴影,超充,根尖外吸收

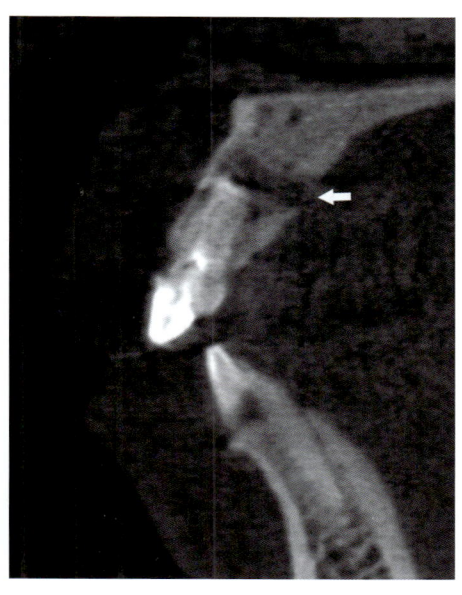

图4-4 12根尖骨质破坏,累及腭侧骨壁(白色箭头),根尖形态呈水平状

矢状面:12根尖骨质破坏,累及腭侧骨壁,根尖呈水平状。

根尖1/3与根中1/3交界处唇侧骨壁破坏,根管内有高密度充填影,伸入根尖骨质破坏区,根尖区有团状高密度影,范围2 mm×3 mm(图4-4和图4-5)。

冠状面:12根尖形态不规则,根管内有高密度充填影,伸入根尖骨质破坏区,经测量长度分别为2.3 mm、0.9 mm和1.0 mm(图4-6)。

横截面:12根尖区骨质破坏范围大,累及唇侧及腭侧骨壁(图4-7)。

6. 诊断

12慢性根尖周炎

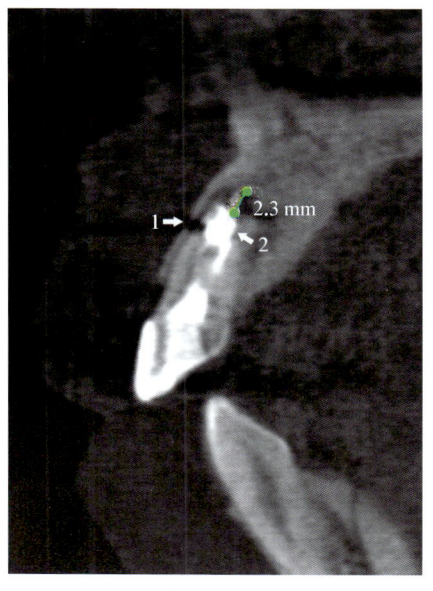

图4-5 12根尖骨质破坏,根尖1/3与根中1/3交界处唇侧骨壁破坏(白色箭头1),根管内有高密度充填影,伸入根尖骨质破坏区,经测量长度约2.3 mm,根尖区有团状高密度影(白色箭头2),范围2 mm×3 mm

牙体牙髓临床疾病的分析与思考

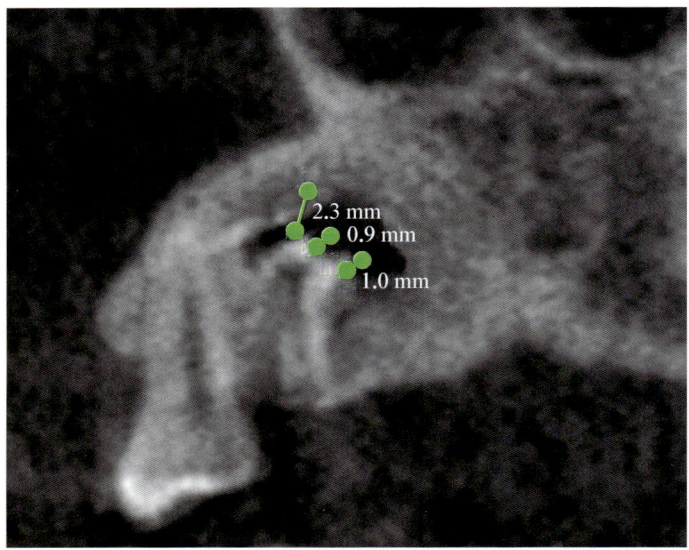

图 4-6　12 根尖骨质破坏，根管内高密度充填影像超出根尖，经测量长度分别为 2.3 mm、0.9 mm 和 1.0 mm

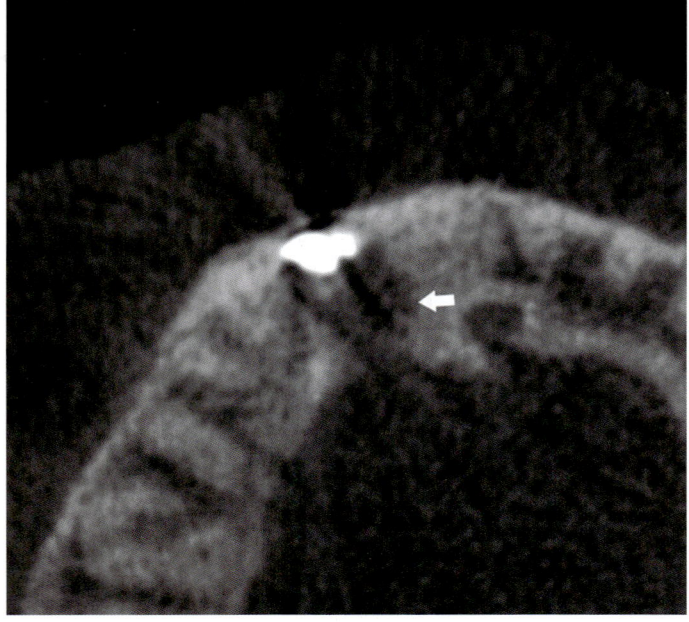

图 4-7　12 根尖区有团状高密度影，根尖区骨质破坏范围大，累及唇侧及腭侧骨壁（白色箭头）

超充

根尖外吸收

牙内陷可能

7. 诊断依据

从现病史中了解到，患牙 10 余年前行根管治疗，9 个月前开始反复出现牙龈胀痛，有脓性液体溢出，曾至当地医院重新根管治疗后，牙龈肿胀溢脓症状缓解，但自觉仍有胀痛感，按压有疼痛，近 3 个月胀痛感明显。发病过程符合感染急性发作，经根管再治疗后感染控制后，急性症状缓解，但仍存在牙龈胀痛不适，症状转为慢性的过程。

从临床检查中显示，患牙没有明显的阳性体征，12 唇面复合树脂贴面完整，颜色变暗，腭面复合树脂充填物完好，边缘密合，无松动，无叩痛，牙龈黏膜未及窦道，牙龈无肿胀，无充血，正中及前伸咬𬌗未扪及震颤，牙周袋探诊深度约 1 mm。仅在唇侧根尖牙龈黏膜触诊有轻度疼痛。提示，根尖周组织可能存在炎症。

从辅助检查中，患牙的 X 线影像学检查，根尖片显示：12 根尖骨质破坏，根尖阴影范围约 3 mm×4 mm，边界不清晰，进一步 CBCT 检查显示，12 根尖骨质破坏范围大，累及腭侧骨壁，和根尖 1/3 与根中 1/3 交界处唇侧骨壁，呈贯通状。明显符合慢性根尖周炎的关键影像依据。

患牙的根尖片显示：近中和远中 2 根管内高密度充填影像超出根尖，长度分别为 2.3 mm、0.9 mm 和 1.0 mm，根尖区有团状高密度影，范围 2 mm×3 mm。提示：根管超填。CBCT 检查显示，根管内有高密度充填影，伸入根尖骨质破坏区，经测量长度分别为 2.3 mm、0.9 mm 和 1.0 mm，根尖区有团状高密度影，范围 2 mm×3 mm。符合根管超充的关键依据。

从根尖片中还显示：根尖原有外形破坏，根尖形态不规则，呈水平状，提示有外吸收。通过 CBCT 检查，进一步证明了牙根形态原有形态消失（呈水平状），存在外吸收。符合根尖外吸收的依据。

由于最初的根管治疗是外院进行，缺乏原始的病历资料，而治疗后牙齿原有解剖形态已经发生了改变，牙冠唇面为复合树脂贴面修复，没有明显的牙体实质性缺损的表现，根据影像学检查，12 显示有近中和远中两根管影像。从影像学判断，不能排除该牙可能存在牙内陷的病损。

牙内陷从临床上分为畸形舌侧窝、畸形根面沟、畸形舌侧尖和牙中牙。在牙齿萌出后，由于发育过程中成釉器卷叠深入牙乳头，造成牙面囊状深陷的窝洞，此处常易引起牙髓感染及根尖病变。该患牙临床检查，舌侧牙周袋深度为 1 mm，没有明显的牙周袋存在，提示没有牙周附着的丧失，排除畸形根面沟的情况。从影像学检查显示的近中和远中两根管，很有可能是牙内陷最严重的一种形式牙中牙，内陷的成釉器空腔将髓腔和根管分为主根管和副根管，中央为内陷的空腔，由于根管内充填物及超填的影响，CBCT 检查显示存在伪影，不够清晰。因此，患牙存在牙内陷的可能，不能完全确定。

8. 治疗计划

（1）12 拟根尖手术

1）基于上述分析，患牙的诊断为慢性根尖周炎是明确的，分析造成疾病的原因可能是由于原来的根管治疗不完善引起的。而治疗后牙齿原有形态也发生了改变，根据影像学检查，12 显示有近中和远中两根管影像。提示患牙最初的感染可能是牙内陷引起的，涉及主根管和牙内陷部分的清理和封闭，容易造成根管治疗的不完善，引起根尖炎症的持续，外院的根管再治疗只是缓解了急性症状。

2）基于根尖的形态已经破坏，破坏了根尖孔的狭窄处，并且存在外吸收及根管超填的情况，通过根管再治疗以期去除超填物，清理根管系统并修复已经破坏了根尖狭窄部分，治疗的难度比较大且疗效不确定。因此，首先并不考虑非手术的根管再治疗，而直接考虑行根尖手术。

（2）12 冠部修复待根尖炎症控制后再进行，可考虑

1）全冠修复。

2）贴面修复。

二、治疗

1. 首次就诊

（1）术前谈话

告知患者治疗过程中及术后可能出现的情况和意外，如麻醉意外、出血、神经血管损伤、穿孔、术后牙龈及面部肿胀、疼痛、感染等，患者表示理解，签字知情同意书。

(2) 处理

完善手术前检查,包括血常规和出、凝血时间等。

2. 第二次就诊(手术过程)

(1) 口唇部消毒

75%乙醇棉球沿口唇为中心,同心圆状擦拭皮肤。

(2) 口腔黏膜消毒

1%碘伏棉球消毒口腔牙龈黏膜。

(3) 口腔局部麻醉

4%阿替卡因+1∶100 000肾上腺素行双侧眶下孔局部阻滞麻醉。

(4) 手术切口

手术显微镜下,13 12 11唇侧牙龈黏膜扇形切口,13远中垂直切口,11近中垂直切口,避开唇系带(图4-8)。

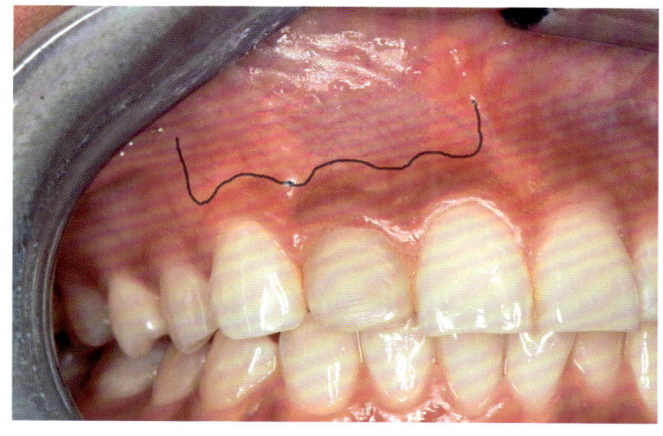

图 4-8 手术切口

(5) 翻瓣

手术显微镜下,用骨膜分离器分离牙龈,至暴露12根尖区域,显示12唇侧骨壁破坏,12根尖区牙胶尖团块暴露于牙根表面(图4-9)。

(6) 根尖切除术

手术显微镜下,去除牙胶尖团块,仰角高速涡轮手机垂直于牙体长轴切除12根尖约3 mm,同时将超充牙胶尖一并切除。

(7) 根尖刮治术

手术显微镜下,显微挖匙刮除根尖肉芽组织。

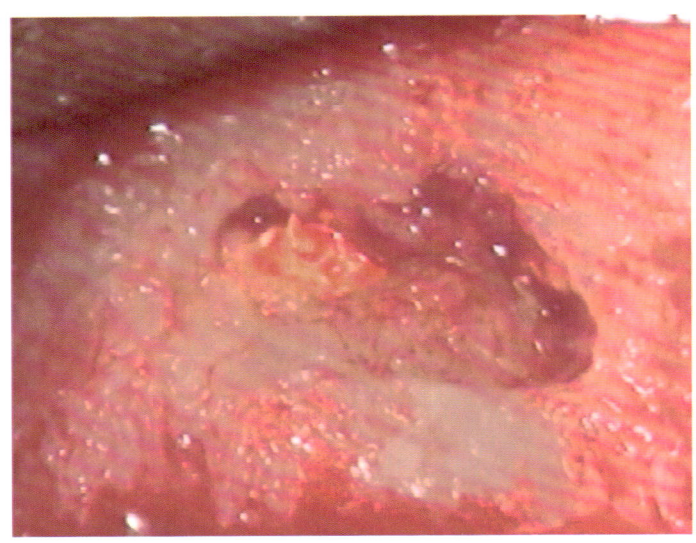

图4-9 12唇侧骨壁破坏,根尖区见牙胶尖团块暴露

(8) 止血

用小团纱絮蘸取 1 mL∶1 mg 盐酸肾上腺素注射液,置于骨腔内,压迫止血。

(9) 染色

0.1%亚甲基蓝溶液染色根切面,手术显微镜下,通过显微口镜观察根切面,显示 12 根尖区有近中及远中 2 个根管,近中根管和远中根管之间有峡区相连(图 4-10)。

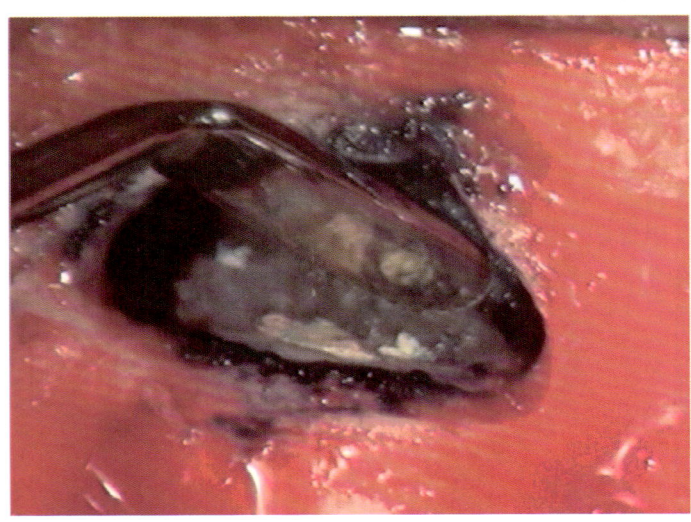

图4-10 12根切面显示有近中及远中 2 个根管,有峡区相连

第一部分　病例

(10) 根尖倒预备

手术显微镜下,超声波治疗仪配合"L"形超声工作尖,行根尖倒预备,去除根尖部分牙胶尖,并清理相对应的根管壁以及近中根管和远中根管之间的峡区,形成哑铃形状(图4-11)。

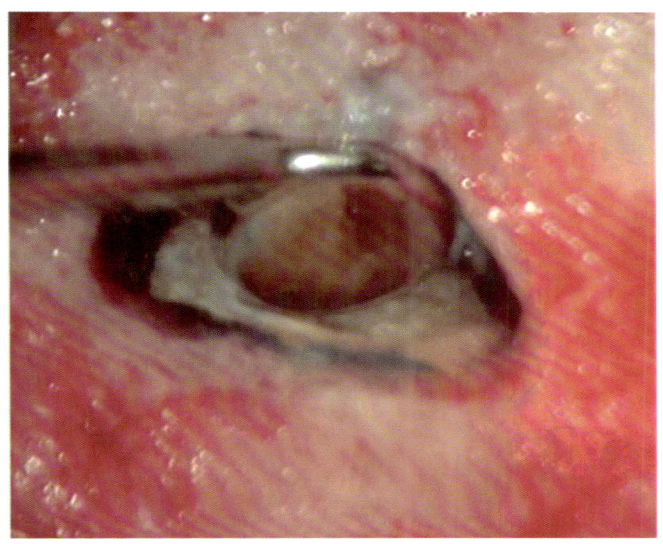

图4-11　12根尖倒预备

(11) 根尖倒充填

手术显微镜下,生理盐水冲洗根尖及骨腔,清洁干燥倒预备处根管,MTA粉与液混合调拌,用显微根尖倒充填器充填MTA,直至略超出倒根切面(图4-12)。

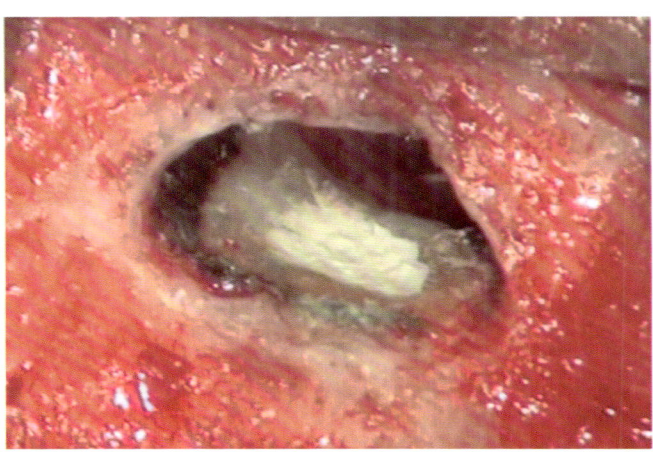

图4-12　12根尖倒充填

（12）清理

手术显微镜下，用显微挖匙去除多余 MTA 以及散落在骨腔内的 MTA 颗粒（图 4-13）。

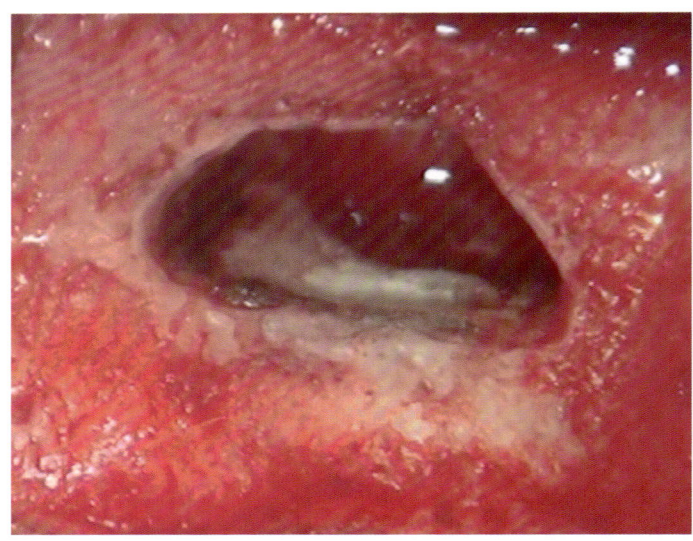

图 4-13 12 根尖区，腭侧骨壁破坏

（13）Bio-Gide 生物膜和 Bio-Oss 人工骨粉

修剪 Bio-Gide 生物膜覆盖破坏的腭侧骨壁，Bio-Oss 人工骨粉填塞骨腔，Bio-Gide 生物膜覆盖唇侧骨壁开口（图 4-14、图 4-15 和图 4-16）。

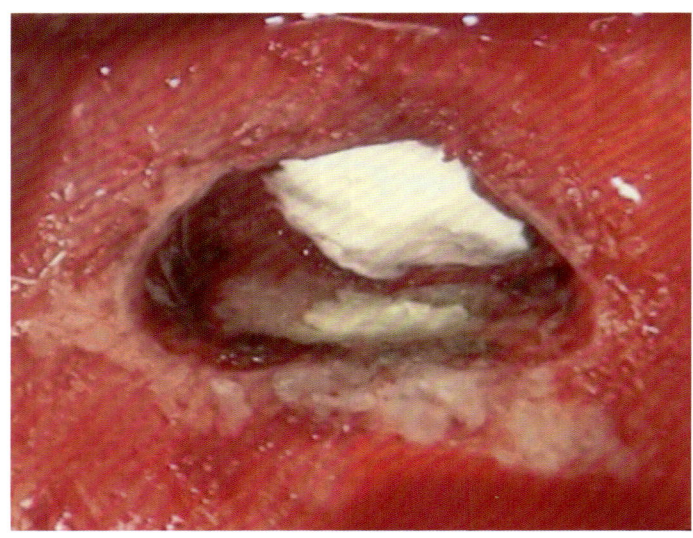

图 4-14 Bio-Gide 生物膜覆盖 12 根尖区腭侧骨壁

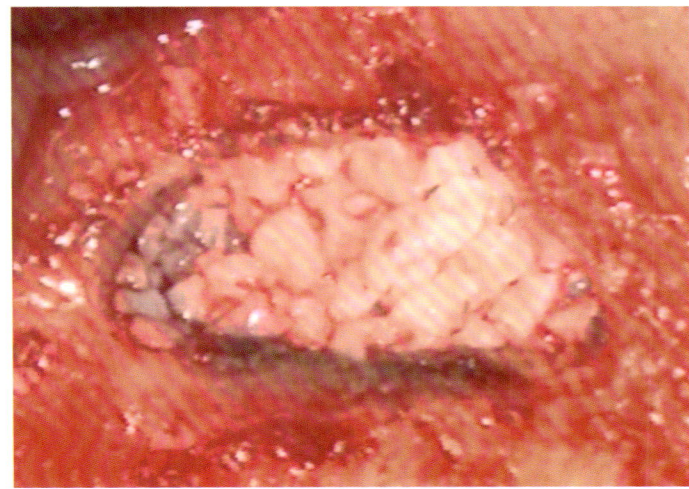

图 4-15 Bio-Oss 人工骨粉填塞 12 根尖区骨腔

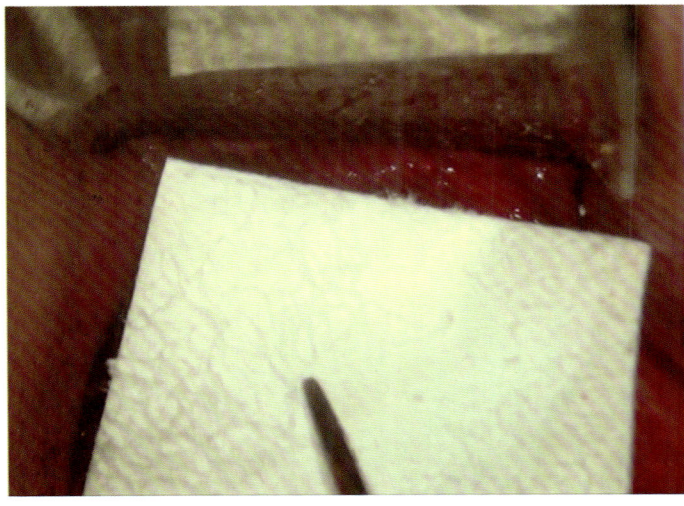

图 4-16 Bio-Gide 生物膜覆盖 12 根尖区唇侧骨壁

(14) 瓣复位

复位牙龈瓣,使匹配对位。

(15) 缝合

5-0 线对位间断缝合。

(16) 拍摄术后 X 线片(图 4-17)

(17) 告知手术后注意事项,并嘱手术后 2 周复诊

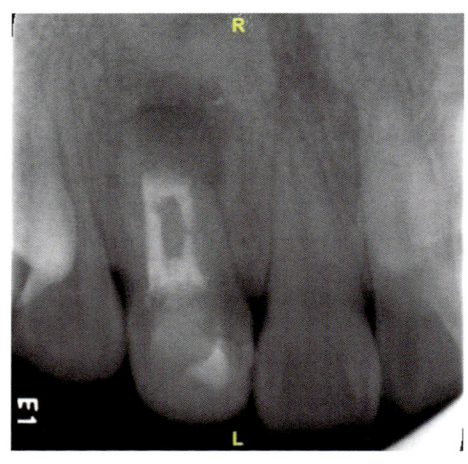

图 4-17 12 术后即刻

3. 第三次就诊(术后 2 周)

(1) 主诉

左上后牙手术后无不适。

(2) 口腔检查

13 12 11 唇侧牙龈黏膜缝线完好,无脱落,牙龈无红肿。12 无松动,无叩痛。

(3) 治疗

2%碘酊溶液消毒牙龈黏膜,拆除缝线。

(4) 告知手术后 1 月复诊

4. 第四次就诊(术后 1 月)

(1) 主诉

左上后牙手术后无不适。

(2) 口腔检查

13 12 11 唇侧牙龈黏膜及瘢痕,12 无松动,无叩痛,牙龈无红肿(图 4-18)。

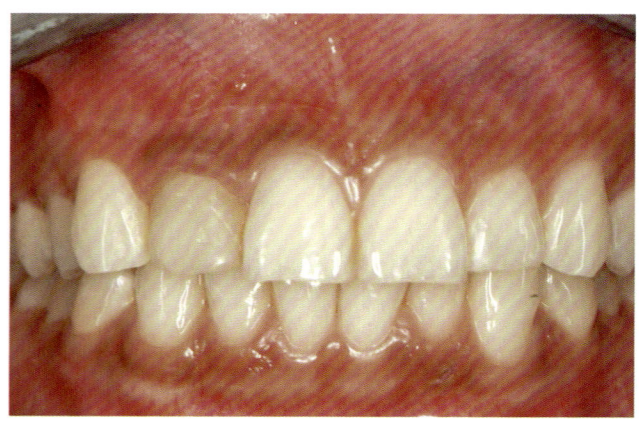

图 4-18 12 术后 1 个月,唇侧牙龈黏膜及瘢痕

辅助检查

12 X 线片显示,根尖区域高密度倒充填影,倒充填物根方 3 mm 处阴影,边界模糊(图 4-19)。

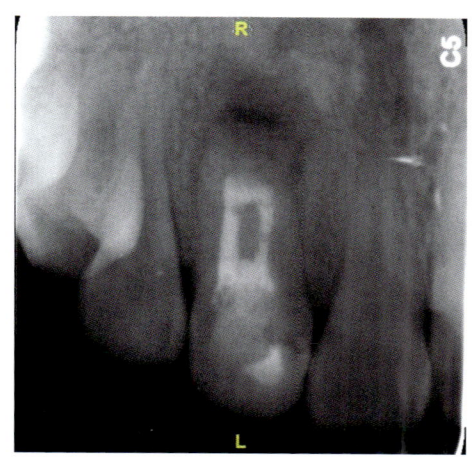 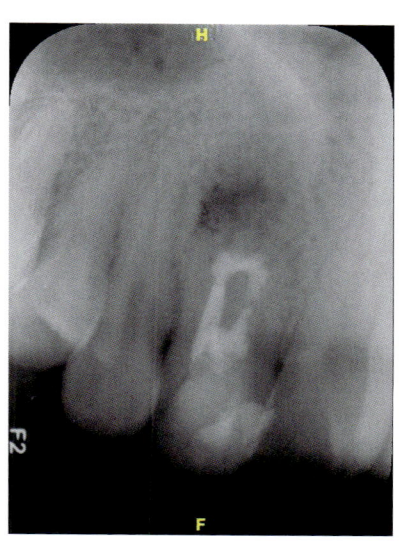

图 4-19　12 术后 1 月,根尖区域高密度倒充填影,倒充填物根方 3 mm 处阴影,边界模糊

图 4-20　12 术后 2 个月,根尖区域高密度倒充填影,倒充填物根方 3 mm 处阴影,边界模糊

(3) 告知手术后 2 月复诊

5. 第五次就诊(术后 2 月)

(1) 主诉

左上后牙手术后无不适

(2) 口腔检查

13 12 11 颊侧牙龈黏膜及瘢痕,12 无松动,无叩痛,牙龈无红肿。

辅助检查

12 X 线片显示,根尖区域高密度倒充填影,倒充填物根方 3 mm 处阴影,边界模糊(图 4-20)。

(3) 告知手术后 3 个月复诊

6. 第六次就诊(术后 3 个月)

(1) 主诉

左上后牙手术后无不适

(2) 口腔检查

13 12 11 颊侧牙龈黏膜及瘢痕,12 无松动,无叩痛,牙龈无红肿(图 4-21)。

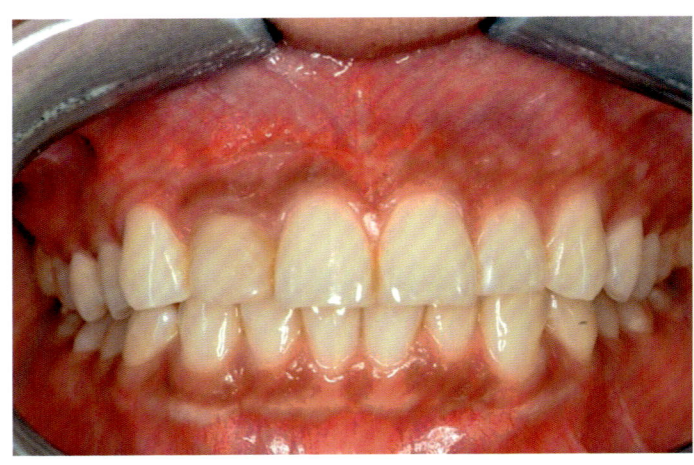

图 4-21 12 术后 3 个月

辅助检查

12 X 线片显示,根尖区域高密度倒充填影,倒充填物根方 3 mm 处阴影范围缩小,边界模糊(图 4-22)。

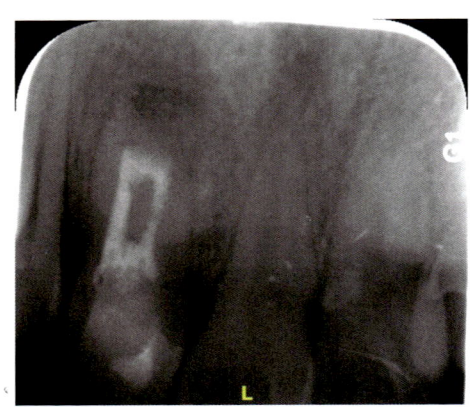

图 4-22 12 术后 3 个月,根尖区高密度倒充填影,倒充填物根方阴影范围缩小,边界模糊

(3) 告知手术后 6 个月复诊

7. 第七次就诊(术后 6 个月)

(1) 主诉

左上后牙手术后无不适

(2) 口腔检查

13 12 11 唇侧牙龈黏膜及瘢痕,12 无松动,无叩痛,牙龈无红肿(图 4-23)。

辅助检查

第一部分 病例

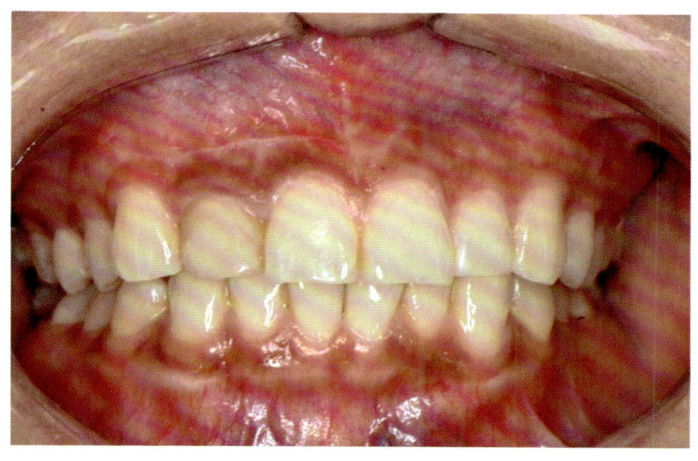

图 4-23 术后 6 个月,唇侧牙龈黏膜及瘢痕

12 X 线片显示,根尖区域高密度倒充填影,倒充填物根方 3 mm 处阴影范围明显缩小,边界模糊(图 4-24)。

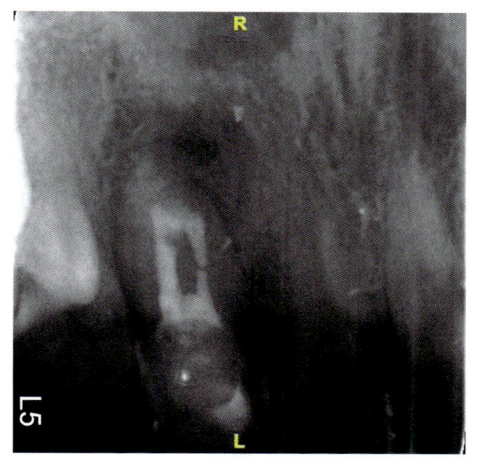

图 4-24 12 术后 6 月,根尖区高密度倒充填影,倒充填物根方阴影范围明显缩小,边界模糊

(3) 告知患者可行牙冠修复
(4) 患者定期复诊

三、讨论

1. 牙内陷

牙内陷是口腔组织病理学的专有名词,是一种牙齿形态异常疾病。牙

内陷(dens invaginatus)指有釉质覆盖的牙冠或牙根表面出现深凹陷,可分为牙冠牙内陷和牙根牙内陷。

从组织病理学上对牙内陷进行分类,可将其分为牙冠牙内陷和牙根牙内陷。牙冠牙内陷较牙根牙内陷多见,也称畸形舌侧窝。牙根牙内陷较罕见,是继发于 Hertwig 上皮根鞘增生的表现,结果造成在牙根表面有条带状釉质形成,表面内陷至牙乳头中。

以好发牙顺序排列为恒牙的侧切牙、中切牙、前磨牙、尖牙、磨牙。上颌较多见。根据内陷深度的不同牙冠牙内陷可分为三种不同的类型。Ⅰ型内陷局限于牙冠内;Ⅱ型内陷延伸至釉牙骨质界下方,下端可与牙髓直接相通。有时内陷非常严重,形成一个牙中似乎还有一小牙的结构,即为牙中牙(dens in dente)。

目前对于牙内陷的分型,在临床应用比较广泛的是 Oehlers 分型,其根据 X 线片中牙体向根方内陷的程度,分为 3 种类型(图 4-25):

Ⅰ型:内陷的程度最小,釉质内陷但未超过釉牙骨质界;

Ⅱ型:釉质内陷进入牙根,超过釉牙骨质界,但未达到根尖周组织,与牙周膜不相通;

Ⅲ型 A:釉质内陷贯穿整个牙根,在牙根侧方形成新的根尖孔与牙周膜相通。

Ⅲ型 B:釉质内陷延伸到根尖部,在根尖部形成新的根尖孔与牙周膜相通。

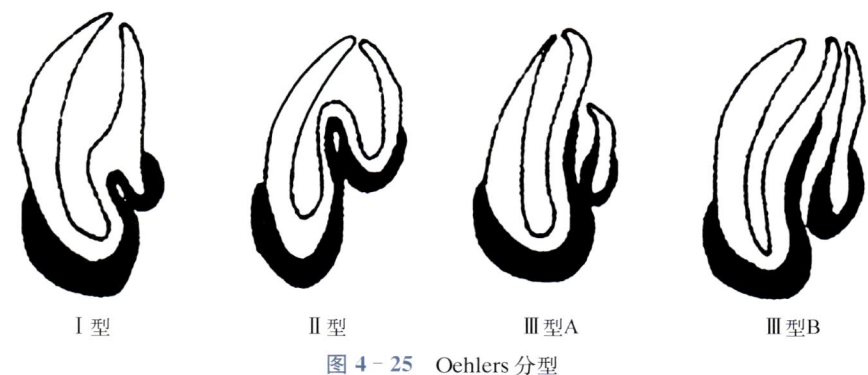

Ⅰ型　　　　Ⅱ型　　　　Ⅲ型A　　　　Ⅲ型B

图 4-25　Oehlers 分型

研究发现,Oehlers 各型在牙内陷中所占比例,Ⅰ型占 69.8%～93.8%,Ⅱ型占 3.1%～6.6%,Ⅲ型占 3.0%～12.5%。

多种致病原因包括局部的外部压力增加、生长中心延缓生长和牙蕾的某个区域生长中心刺激生长。牙根内陷通常认为是由于 Hertwig 上皮根鞘的内裹造成的。

临床表现为：

（1）畸形舌侧窝

牙内陷最轻的一种。由于舌侧窝呈囊状深陷，容易滞留残渣，细菌滋生，引起牙髓感染、坏死及根尖周病变。

（2）畸形根面沟

一条纵行沟裂，越过舌隆突向根方延伸；严重者可将牙根分裂为二，形成额外根。畸形根面沟使龈沟底封闭不良，形成骨下袋，导致牙周组织的破坏。

（3）畸形舌侧尖

舌隆突呈圆锥形突起，突起成一牙尖，又称指状舌尖。牙髓组织伸入，易遭磨损而引起牙髓及根尖周组织病变。

（4）牙中牙

牙内陷最严重的一种。牙齿呈圆锥状，且较其固有形态稍大；X 线片示一个牙包于牙，其实陷入部分的中央不是牙髓，而是含有残余造釉器的空腔。

牙内陷主要累及上颌侧切牙，其次为上颌尖牙、前磨牙等，较少累及下颌前牙，患者多以牙龈或面部肿胀、牙龈窦道等为主诉就诊。临床检查发现，牙内陷患牙牙齿形态变异较大，常表现为畸形舌窝、畸形舌尖、舌侧膨隆，也有的表现为锥形牙、桶状牙等畸形。但仅根据牙齿的临床检查，尚不能做出牙内陷的诊断，需要影像学检查辅助，常用的是 X 线片。由于 X 线片所呈现的是二维影像，且易受医生临床经验、拍摄角度等因素的影响，不能完全呈现内陷部位与周围组织结构的关系及髓腔形态。随着医学影像学的不断发展，锥形束 CT（CBCT）应用于临床，其具有体素小、空间分辨率高、图片质量好、相对于全身 CT 辐射剂量小等优点。CBCT 能够从横断面、矢状面、冠状面清楚地呈现牙齿内陷部位复杂的解剖结构及根尖周病变的程度，对于牙内陷的早期发现、诊断和治疗方案的选择具有重要的指导意义。

牙内陷的治疗原则对于无龋、无牙髓病及根尖周病的牙内陷，以预防性充填为主，定期复查；对于发生龋坏的牙内陷，行常规充填；对于发生牙髓病、根尖周病的牙内陷，治疗原则是保存具有生理功能的活髓和保存患牙。

对于在临床检查中发现患牙牙龈肿胀，而通过牙髓活力测试显示牙髓状态正常者,是否保存主根管牙髓而仅对内陷部位进行治疗尚存在争议。有学者认为,如果能确认感染来源于内陷部位,且主根管牙髓正常,则可以仅对内陷部位进行治疗。但也有学者提出,仅对内陷部位进行治疗是不够的,即使在影像学上观察到内陷部位与主根管是分开的,在内陷处与主根管之间仍可能会存在一些交通支,因此也需对牙髓状态正常的主根管进行治疗。

目前临床一般治疗原则是:当牙内陷感染的内陷部位和健康的主根管可以明确区分时,可以仅对内陷部位进行治疗,但是一定要对患牙进行严密的观察和定期随访,如果出现远期症状,则须进一步治疗。对于在临床检查中发现患牙牙髓状态异常,并且内陷部位和主根管都需要治疗者,可考虑分别治疗,或将内陷部位与根管部位连通进行治疗。由于牙内陷根管系统较为复杂,形态不规则,尤其是 Oehlers Ⅱ、Ⅲ 型牙内陷,根管不易于彻底清理,可利用超声技术将内陷部位完全去除,内陷部位与根管连通,预备较大的根管空间,进行牙髓治疗。

对于根管治疗后,仍有部分患牙根尖周病无法治愈,可将根管治疗和外科手术相结合,提高治疗成功率,达到保存患牙的目的。若牙内陷严重,无法通过上述治疗达到良好效果,应考虑拔除患牙。

牙内陷的治疗方法,Oehlers Ⅰ 型牙内陷:常用窝沟封闭或流动性好的复合树脂封闭内陷处进行预防性充填。Oehlers Ⅱ 型牙内陷:对于 Ⅰ、Ⅱ 型已发生龋齿、牙髓病、根尖周病的患牙,根据患牙不同的情况行充填治疗、间接盖髓术、根管治疗术、根尖诱导成形术等。由于 Ⅱ 型内陷程度较大,常规的预防性充填效果较差。有研究显示,对 Oehlers Ⅰ 和 Ⅱ 型牙内陷的根尖周组织正常的牙齿进行预防性充填后,11.3%的牙齿在 6 个月后或更长的时间出现牙髓或根尖周症状,需要根管治疗甚至拔除,其中全部为 Ⅱ 型牙内陷,这说明对于 Ⅱ 型牙内陷,由于其解剖形态复杂,容易导致预防性充填失败。

Oehlers Ⅲ 型牙内陷:由于内陷贯穿整个牙根,根管形态复杂,预防性充填较少使用。对于已发生牙髓感染甚至根尖周炎症的牙内陷患者,常用的治疗方法是根管治疗术,但由于内陷根管系统复杂,往往难以进行彻底的根管清理,传统的根管治疗较为困难。目前随着显微根管治疗、超声技术在口腔科的应用,可以对传统根管治疗无法完成的疑难病例进行治疗,包括复杂的

第一部分　病例

Ⅲ型牙内陷。临床上结合显微根管治疗和超声技术，在手术显微镜下利用超声仪去除内陷部位的牙釉质、牙本质并进行根管的清洗和成形。有学者对伴有根尖周炎的Ⅲ型牙内陷患牙，通过CBCT检查在手术显微镜下利用超声工作尖建立根管直线通路和内陷通路后，NaClO超声冲洗、封药，待临床症状消失后，进行热牙胶充填和冠修复，取得了较好的临床疗效。对于牙髓发生感染的牙内陷年轻恒牙，传统治疗采用根尖诱导成形术，其主要是利用氢氧化钙等制剂进行根尖诱导，待根尖屏障形成后，再行常规的根管治疗和充填治疗。也可以用矿物三氧化物凝聚体（mineral trioxide aggregate，MTA）作为根尖屏障，使根尖封闭。目前牙髓血管再生治疗是年轻恒牙感染牙髓治疗的新选择，它通过使用大量的药物冲洗根管和抗生素糊剂根管封药控制炎症后，刺激根尖周组织引起出血，使大量来自根尖周组织中的间充质干细胞进入根管，血液内的生长因子促进干细胞的增殖与分化，参与组织再生与修复，同时血液进入根管中形成的血凝块为干细胞的迁移和附着提供基质和支架。经过治疗的年轻恒牙，根尖周炎症愈合，根管壁增厚，牙根延长，根尖闭合。牙髓血管再生治疗为牙内陷导致的牙髓感染患牙的治疗提供了新的思路。

　　本病例中，右上颌侧切牙已在其他医院进行了根管治疗，无原始的病历资料，治疗后牙齿原有解剖形态已经发生了改变，牙冠唇面为复合树脂贴面修复，没有明显的牙体实质性缺损后。由于原有的牙冠形态已经过了充填修复，只在视诊时发现右上颌侧切牙牙冠比对侧同名牙略显宽大，牙冠腭侧舌窝处已经充填了复合树脂，牙内陷所形成的初始形态已不复存在，对诊断产生了一定的影响。

　　X线片检查显示，存在近中根管和远中根管，而且两个根管的长度不相一致，近中根管长度明显短于远中根管，提示可能是牙内陷所形成的解剖结构的改变。临床检查显示患牙舌侧没有明显的牙周袋存在，没有牙周附着的丧失，排除畸形根面沟的情况。从影像学检查显示的近中和远中两根管，很有可能是牙内陷最严重的一种形式牙中牙，内陷的成釉器空腔将髓腔和根管分为主根管和副根管，中央为内陷的空腔。由于根管内充填物及超填的伪影影响，CBCT检查显示不够清晰。

　　根据手术过程中的检查结果，12根尖切除后显示根切面有近中及远中2个根管，中间有峡区相连，符合Oehlers Ⅲ型牙内陷，内陷贯穿整个牙根，根管形态比较复杂。对于已发生牙髓感染及根尖周炎症的牙内陷患牙，常用的治疗方法是根管治疗术，但由于内陷根管系统复杂，难以进行彻底的根管清理，传统的根管治疗较为困难，这也是既往根管治疗失败的原因之一。

2. 牙胶尖超充

牙胶尖根管充填超出根尖孔进入根尖周组织可引起异物反应，巨细胞反应的出现是由于操作疏忽而引起异物进入根尖周组织，导致治疗失败，这些异物包括食物碎屑和根管治疗的材料，通常这些异物为纤维素类，来源于：

- 纸尖
- 棉球
- 食物残渣

食物碎屑进入根管的病例多数是由于牙体有崩裂或无冠部修复体，根管暴露，导致异物进入根管。

根管治疗材料进入根尖周引起的异物反应主要是由于：

- 根充材料本身
- 根充材料上的污染物，如滑石粉等

根充材料和棉球或纸尖上的纤维性材料若进入根尖周，均可能引起异物反应。对于这种病例，如果根尖周透射影持续存在，但是异物反应局限，则无须特别处理；如果患牙出现症状，则需要治疗。这种类型的失败通常只能采用手术方法再治疗，因为从冠方进入根尖周取出超出的材料是十分困难的。

根尖周的炎症也可能来源于外来异物引起的异物反应，在组织学上表现为大量多核巨噬细胞聚集的炎症区域；许多材料如纸尖的纤维、食物的颗粒（由于开放引流过久）都可能引起异物反应。人体可以耐受少量的糊剂超充，但是如果大量的牙胶和糊剂超充则可引起异物反应（同时也有可能是由于细菌被推出根尖而引起的根管外感染）。正向（从根管内）取出位于根管系统外的异物通常十分困难，即使异物可以被完全取出，如果根尖周组织存在细菌，炎症反应也会持续；同时被破坏了的根尖狭窄部也较难严密的充填。所以，这种病例通常需要接受根管外科手术处理。

本病例中，X线片检查显示，右上颌侧切牙根尖阴影，范围约 3 mm×4 mm，边界不清晰以及近中及远中 2 根管内高密度充填影像，超出根尖 1～

2 mm，根尖区有团状高密度影，约 2 mm×3 mm。CBCT 显示：12 根尖骨质破坏，累及腭侧骨壁，唇侧骨壁菲薄（疑似破坏），12 根尖形态不规则，根管内有高密度充填影，伸入根尖骨质破坏区，根尖区有团状高密度影。从影像学上分析，右上颌侧切牙行根管治疗，在根管预备完成后，以热牙胶垂直加压充填方式进行根管充填，由于长期慢性炎症导致根尖有破坏或是根尖外吸收，由于根尖孔狭窄破坏，导致主牙胶尖和热牙胶团块被压入根尖周组织，引起的异物反应造成患牙的胀痛不适感，也有可能在充填过程中将细菌推出根尖孔，影响了根尖周组织的愈合。鉴于此种状况，从根管内的入口取出位于根管系统外的异物通常十分困难，即使异物可以被完全取出，如果根尖周组织存在细菌，炎症反应也会持续；同时被破坏了的根尖狭窄部也较难获得严密的封闭。所以，此病例选择了根管外科手术治疗。

3. Bio‑Gide 生物膜和 Bio‑Oss 人工骨粉

Bio‑Oss 骨粉和 Bio‑Gide 生物膜作为一种骨组织引导再生技术的材料，具有良好的生物组织相容性和引导骨再生的效果。

在无菌盘内将 Bio‑Oss 与血液或生理盐水混合，用中等压力将之填充入骨缺损区，缺损区不必充填过满；根据显露的骨缺损模板（无菌锡箔）用剪刀裁剪适合大小的 Bio‑Gide 膜。使之覆盖骨缺损范围及周围牙槽骨 2～3 mm，以防止牙龈结缔组织侵入。Bio‑Gide 膜的致密侧应面向软组织，粗糙侧面向骨组织，术中尽可能减少唾液等可能引起污染的因素，以防止细菌感染。

Bio‑Gide 是从猪体提取的一种纯胶原膜，在提纯的过程中除去抗原成分。通过 γ 射线照射灭菌。Bio‑Gide 由双层结构组成：粗糙多孔层，朝向骨面，以利成骨细胞长入；致密光滑层，朝向软组织，防止纤维组织长入骨缺损。两层分别由 Ⅰ 型及 Ⅱ 型胶原构成。Bio‑Gide 具有良好的生物相容性且无抗原致敏性。动物实验表明在 24 周内胶原被吸收，而长纤维结构正被吸收。即便在湿性环境中仍可保持完整的膜结构，并可被缝线或钉固定。

Bio‑Oss 是天然的无抗原的多孔骨移植材料，它是将牛骨中所有有机成分去除后提纯的纯无机盐材料。其临床优点有：Bio‑Oss 与人体骨结构相似，内表面积大，亲水性强，可操作性好；Bio‑Oss 的内部结构中有大小不一的空隙，这种结构促进了血管的再生和凝血块的稳定，其多孔结构及骨小梁可作为一种骨的引导支架,有助于新骨的形成。术中缺损部位置入 Bio-Oss 可以起到有效的空间维持作用,支承 Bio-Gide,防止膜屏障塌陷,Bio-Oss 与骨整合后,由于其保留了与人体骨相同的无机成分,从而具有与骨组织相似的机械强度和硬度;Bio-Oss 的化学成分与人体骨相似,与人工合成材料相比,Bio-Oss 所含的羟基较少,而碳酸盐多,因而有助于其与患者自然骨进行整合。此外,Bio-Oss 的小晶体尺寸与人体骨相当,可被吸收,避免二次手术。

Bio-Oss 与 Bio-Gide 联合应用,除各自的作用外,还具有以下优点:

1) Bio-Oss 对 Bio-Gide 起到了支撑作用;
2) Bio-Oss 帮助血凝块稳定;
3) Bio-Gide 将结缔组织与正在愈合的骨组织隔开,引导后者愈合。

在牙周疾病的骨组织缺损情况下,用 Bio-Oss 人工骨粉联合 Bio-Gide 修复牙周病的骨缺损,并进行 12 个月的定期随访,X 线片和植骨区的 CT 测量结果显示:随着时间的延长,植入的 Bio-Oss 骨粉能引导新骨的长入并逐渐被新骨所代替,有效提高了缺牙区的骨密度;在术后第 12 个月,X 线片显示植入的 Bio-Oss 骨粉与周围正常的骨组织密度接近,骨密度与自体骨移植几乎没有差异($P>0.05$),说明以 Bio-Oss 人工骨粉联合 Bio-Gide 来修复因牙周病引起的骨缺损是可行的。通过 CT 测量,进一步从三维方向证实骨充填材料被新骨替代是从三维方向进行,并以爬行替代原理来逐步完成。

近年来,Bio-Oss 作为一种可靠的骨替代材料,因其理化性质与人体骨组织基质非常相似、组织兼容性好,被更多地应用于临床,尤其是对种植体周围骨缺损的修复,获得了满意的效果。自体骨移植(autogenic)虽然一直是最佳移植材料的金标准,但是从口腔内往往不能获得足够的骨组织,而若从远处取骨,需要开辟第二术区,偶有并发症发生,有些患者不愿接受。同种异体骨移植(alloplastic)主要是骨诱导,虽然骨源较易取得,术后并发症较少,但有传染疾病的危险,而且骨修复能力较弱。Bio-Oss 骨粉是经处理除去所有有机质的牛无机骨基质,其化学、无机成分与人骨组织相似。由于缺乏成骨细胞和骨生成因子等活性成分,因而 Bio-Oss 骨粉缺乏骨生成性和骨诱导性。但 Bio-Oss 骨粉具有骨传导性,其多孔状结构能为新骨的长入提供良好的支架。另外,Bio-Oss 骨粉的晶体大小和成分与人骨组织相似,可被缓慢吸收,在吸收时可作为"矿物库"(mineral reservoir)为新骨的形成提供钙、磷离子。许多研究报道,用 Bio‑Oss 骨粉来修复骨缺损并取得了良好的临床效果,应用 Bio‑Oss 修复牙周病的骨缺损,使缺损区的骨组织再生,具有明显疗效。在术后 3 个月时,Bio‑Oss 吸收的量很少,骨密度较高($P<0.05$),在 6 个月时趋于稳定,12 个月时基本完成了与周围骨组织类似的骨改建过程($P>0.05$)。通过实验也发现,联合 Bio‑Gide 生物膜会更加进一步促进骨缺损区的愈合。

本病例中,在 CBCT 的影像学检查中发现,右上颌侧切牙根尖骨质破坏,累及到腭侧骨壁,唇侧骨壁菲薄(疑似破坏)。在手术显微镜下,牙龈翻瓣后,显示右上颌侧切牙唇侧骨壁破坏,也证实了该牙骨质缺损的范围从唇侧骨皮质延伸至腭侧骨皮质,手术中根尖切除术和根尖刮治术后亦能直接观察到腭侧牙龈组织,骨质缺损是属于唇腭穿通缺损类型,即只有近中、远中和根侧有三侧骨壁存在。从根尖周骨缺损愈合的角度来说,具有四侧骨壁的缺损类型形成骨腔愈合效果较好,而穿通型骨壁缺损的类型不利于帮助血凝块稳定。因此,在本病例中选择了 Bio‑Gide 生物膜覆盖破坏的腭侧骨壁,Bio‑Oss 人工骨粉填塞骨腔,再用 Bio‑Gide 生物膜覆盖唇侧骨壁的方式,以期获得理想的骨缺损的愈合方式,经观察随访 X 线片显示根尖骨质缺损明显好转。因此,涉及大范围骨质缺损的情况下,尤其是在唇腭(舌)侧贯通缺损的情况下,建议 Bio‑Gide 生物膜和 Bio‑Oss 人工骨粉联合使用,修复骨质缺损的效果更好。

参考文献

1. Oehlers FA. Dens invaginatus (dilated composite odontome). I. Variations of the invagination process and associated anterior crown forms[J]. Oral Surg Oral Med Oral Pathol, 1957, 10(11): 1204-1218.
2. Cakici F, Celikoglu M, Arslan H, etal. Assessment of the prevalence and characteristics of dens invaginatus in a sample of Turkish Anatolian population[J]. Med Oral Patol Oral Cir Bucal, 2010, 15(6): e855-858.
3. Gtindiiz K, Celenk P, Canger EM, et al. A retrospective study of the prevalence and characteristics of dens invaginatus in a sample of the Turkish population[J]. Med Oral Patol Oral Cir Bucal. 2013, 18(1): e27-32.
4. Kirzioglu Z, Ceyhan D. The prevalence of anterior teeth with dens invaginatus in the western Mediterranean region of Turkey[J]. Int Endod J, 2009, 42(8): 727-734.
5. Piattelli M, Favero GA, Scarano A, et al. Bone reactions to anorganic bovine bone(Bio-Oss) used in sinus augmentation procedures: a histologic long-term report of 20 cases in humans[J].

Int J Oral Maxillofac Implants, 1999, 14(6): 835-840.
6. Yildirim M, Spiekermann H, Handt S, et al. Maxillary sinus augmentation with the xenograft Bio-Oss and autogenous intraoral bone for qualitative improvement of the implant site: a histologic and histomorphometric clinical study in humans[J]. J Oral Maxillofac Implants, 2001, 16(1): 23-33.

病例五

一、病史

患者女性，33岁。

1. 主诉

左上前牙牙龈胀痛不适2个月。

2. 现病史

患者左上前牙牙龈自2个月前开始出现牙龈胀痛不适，按压牙龈有疼痛，无牙龈肿胀、溢脓。否认牙齿自发痛、冷热刺激痛和咀嚼食物疼痛。

3. 既往史

该牙2年前外院冠桥修复治疗，已行根管治疗。患者否认冠心病、高血压、糖尿病、肝病、肾病及血液病等系统性疾病，否认药物、食物过敏史。

4. 口腔检查

13×××22冠桥修复体，冠桥修复体边缘密合，无松动，22无叩痛，唇侧根尖黏膜未及窦道，触诊有轻度疼痛，牙龈无肿胀，无充血，牙周袋探诊深度为1 mm。

23近中和腭面复合树脂充填物完好，未探及龋齿及缺损，无松动，无叩痛，牙龈无肿胀，无充血；

23牙髓冷测验和电测试均无反应。

正中及前伸咬𬌗未扪及震颤。

5. 辅助检查

X线片显示：

22根管内高密度充填影，距离根尖约1.5 mm，根尖低密度影，范围约5 mm×7 mm，边界不清晰。

23根管内高密度充填影像，根管中、冠1/3充填不密合，根尖无阴影。

牙槽骨嵴顶吸收呈水平状，牙槽骨嵴顶及硬骨板存在（图5-1）。

6. 诊断

22根管治疗后根尖周炎
23根充不全

7. 诊断依据

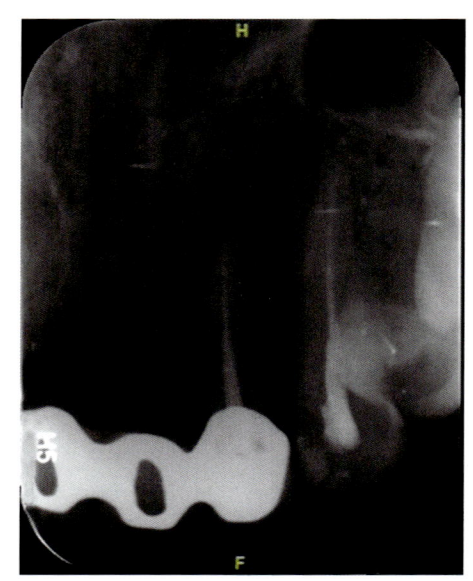

图5-1 22根管内高密度充填影，距离根尖约1.5 mm，根尖低密度影，范围约5 mm×7 mm，边界不清晰。23根管内高密度充填影像，根管中、冠1/3充填不密合，根尖无阴影

1）患牙2年前有根管治疗史及冠桥修复史，近2月牙龈胀痛感明显，存在临床症状。

2）临床检查显示，13×××22冠桥修复体，边缘密合，无松动，无叩痛，唇侧根尖区黏膜触诊有轻度疼痛，提示慢性炎症的存在。

3）患牙X线影像学检查，根尖片显示：22根管内高密度充填影，距离根尖约1.5 mm，根尖低密度影，范围约5 mm×7 mm，边界不清晰。提示根管内充填有欠填的情况，以及有根尖的骨质破坏情况，符合根管治疗后根尖周炎的关键影像依据（图5-1）。

4）基于上述分析，患牙的诊断为慢性根尖周炎是明确的，分析造成疾病的原因可能是由于原来的根管治疗不完善引起的。在临床检查中叩诊未及震颤，X线显示牙槽骨嵴顶吸收，呈水平状，并显示有牙槽骨嵴顶及硬骨板存在，咬𬌗创伤的病因分析缺乏足够的依据。

8. 治疗计划

（1）拆除13×××22冠桥修复体

(2) 22 根管再治疗后观察

(3) 若 22 症状未改善(慢性根尖周炎无好转趋势)，拟根尖手术

(4) 23 观察暂不作进一步治疗

(5) 13××× 22 冠桥修复体

当患牙确诊为根管治疗后疾病时，通常采用非手术的根管再治疗。如果根管再治疗失败，或非手术治疗无法解决根管治疗中的一些并发症，如台阶或器械分离无法取出，可选择根尖手术治疗。该患牙的 X 线影像学检查，根尖片显示：根管内有高密度充填影，并距离根尖约 1.5 mm，根尖显示低密度影，范围约 5 mm×7 mm，边界不清晰。表明根管内充填有欠填的情况，且有根尖骨质破坏情况。病例符合根管再治疗的适应证。因此，首先采用非手术的根管再治疗，以期取出根管充填物后，重新清理成形根管，完成根管的严密充填。

二、治疗

1. 首次就诊

（1）术前谈话

告知患者根管再治疗过程中及治疗后可能出现的情况和意外，如麻醉意外、出血、神经血管损伤，器械分离、根管偏移、根管侧壁穿孔、术后牙龈及面部肿胀、疼痛、感染、牙齿折断等，患者表示理解，签字知情同意书。

（2）口腔检查

13×××22 冠桥修复体已拆除(图 5-2)

22 牙冠颜色变暗，腭面复合树脂充填物完好，无松动，无叩痛，唇侧根尖黏膜未及窦道，触诊有轻度疼痛，牙龈无肿胀，无充血。

牙髓活力冷测验和牙髓活力电测验均无反应，与对照牙有明显差异。

23 近中和腭面复合树脂充填物完好，近中复合树脂充填物唇侧缘有染色，探诊质地坚硬，不卡探针。

13 牙冠表面见牙备形态，无松动，无叩痛，牙龈无肿胀，无充血。牙髓活力冷测验和牙髓活力电测验均有反应，与对照牙无明显差异。

（3）处理

手术显微镜下，22 去除腭面复合树脂充填物，髓腔清理，暴露根管口牙

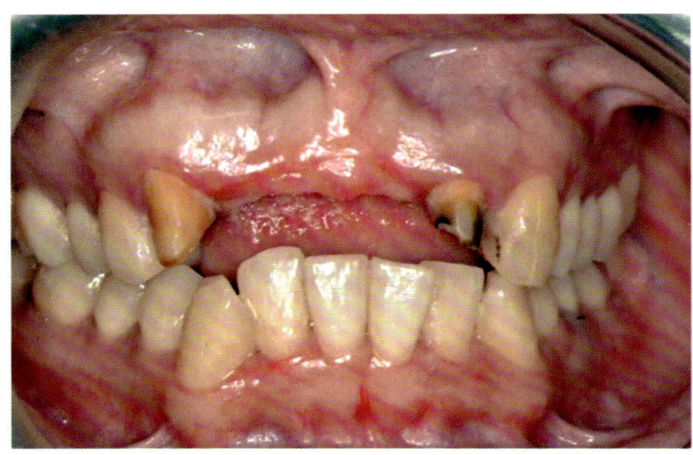

图 5-2 13×××22 冠桥修复体已拆除

胶尖，H 锉结合 Reciproc 锉 25# 去除根管内牙胶尖，8#、10#、15# K 锉结合 EDTA 疏通根尖，根管长度测定仪及拍摄插针 X 线片，确定工作长度，显示根管根尖 1 mm 处疑似根尖偏移（图 5-3）。

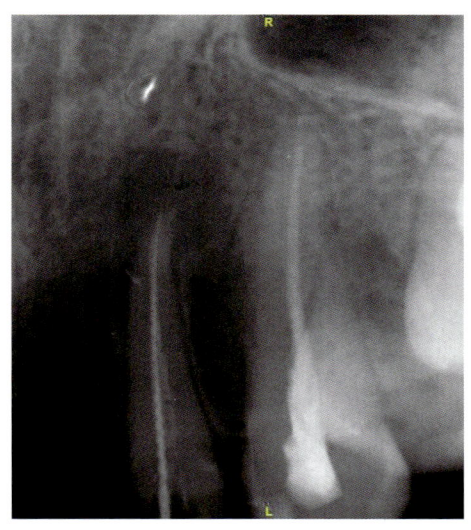

图 5-3 22 插针 X 线片确定工作长度，在根尖 1 mm 处疑似根尖偏移，偏向近中。23 根管内高密度充填影像，根管中、冠 1/3 充填不密合，根尖无阴影

Reciproc 锉 25#，40#，50#（VDW，德国）根管预备清理，并继续用 K 锉根管预备清理至 70#，期间 2% 氯亚明溶液冲洗根管，根管预备清理后，2% 氯亚明溶液超声波根管荡洗，纸捻拭干根管，根管内封氢氧化钙糊剂，暂封。

2. 第二次就诊

（1）主诉

左上前牙治疗后无不适。

（2）口腔检查

22暂封无脱落，无松动，无叩痛，牙龈无红肿。

（3）治疗

手术显微镜下，去除22暂封，2%氯亚明溶液超声波根管荡洗，纸捻拭干根管，AH Plus根管充填糊剂＋70#标准牙胶尖（2%锥度）根管充填，X线片显示根管充填恰充，少量糊剂超充（图5-4）。

流动树脂和复合树脂分层黏结修复，调𬌗，抛光。

告医嘱，建议3个月后复查。

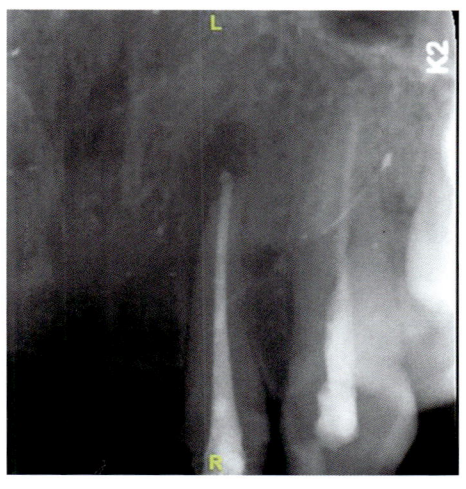

图5-4　22根管充填，少量糊剂超充

3. 第三次就诊（根管充填后3月）

（1）主诉

左上前牙治疗后无不适。

（2）口腔检查

13×××22临时冠桥修复体，22腭面复合树脂充填物完好，无脱落，无松动，无叩痛，牙龈无红肿。

辅助检查

22 X线片显示，根管内充填物，少量超充的糊剂已吸收，根尖阴影范围无明显变化，边界模糊（图5-5）。

建议3个月后复查。

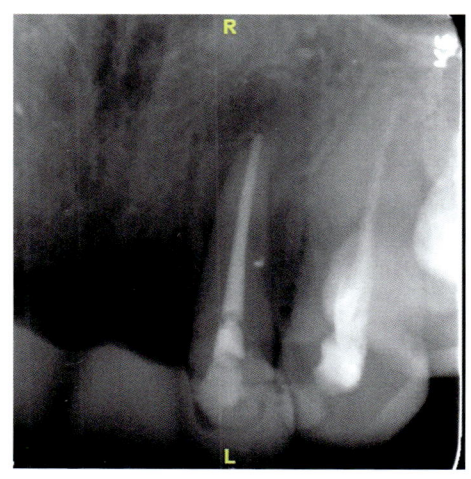

图5-5　22根管充填密合，根尖区少量超充的糊剂已吸收，根尖阴影范围无明显变化，边界模糊

4. 第4次就诊(根管充填后6个月)

(1) 主诉

左上前牙治疗后无不适。

(2) 口腔检查

13×××22临时冠桥修复体，22腭面复合树脂充填物完好，无脱落，无松动，无叩痛，牙龈无红肿。

辅助检查

22 X线片显示，根管内充填物，根尖偏移，根尖阴影范围略有缩小，边界模糊(图5-6)。

建议3个月后复查。

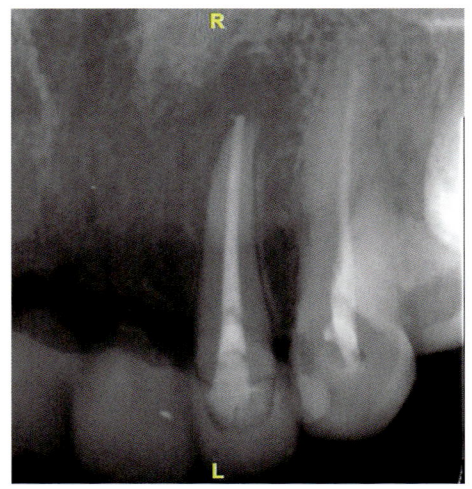

图5-6　22根管充填密合，根尖偏移，根尖阴影范围略有缩小，边界模糊

5. 第五次就诊(根管充填后9个月)

(1) 主诉

左上前牙治疗后无不适。

(2) 口腔检查

13×××22临时冠桥修复体，22腭面复合树脂充填物完好，无脱落，无松动，无叩痛，牙龈无红肿。

辅助检查

22 X线片显示，根管内充填物，根尖偏移，根尖阴影范围略有缩小，边界模糊(图5-7)。

建议根尖手术。

(3) 术前谈话

告知患者治疗过程中及术后可能出现的情况和意外，如麻醉意外、出血、神经血管损伤、穿孔、术后牙龈及面部肿胀、疼痛、感染等，

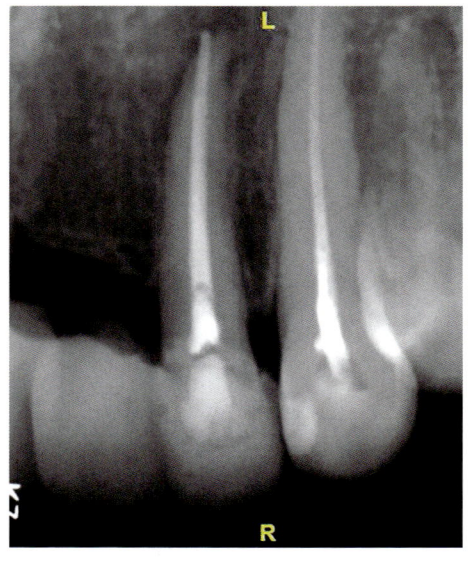

图5-7　22根管充填密合，根尖偏移，根尖阴影范围略有缩小，边界模糊

患者表示理解,签字知情同意书。

手术前检查,包括 CBCT、血常规、出凝血时间等。

(4) CBCT 显示

矢状面:22 根管内高密度影像,充填密合,根尖区骨质破坏,范围 5 mm×7 mm,唇侧骨壁菲薄(图 5-8)。

冠状面:22 根尖区骨质破坏,围绕根尖 1/3,根尖近中侧有高密度影(白色箭头 1)。根管内牙胶尖高密度影顶端(白色箭头 2),牙根尖端(白色箭头 3),牙胶尖的走向与牙根尖端不一致(图 5-9)。

横截面:22 根尖区骨质破坏,未累及唇侧及腭侧骨壁,根尖腭侧近中有高密度增生影。

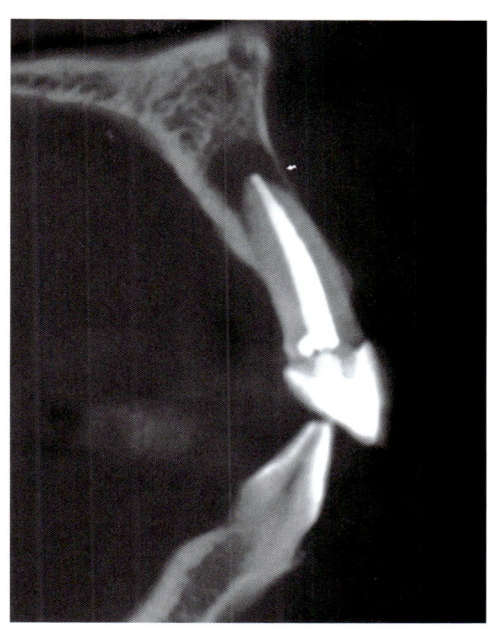

图 5-8　22 矢状面 22 根尖区骨质破坏,唇侧骨壁菲薄(白色箭头)

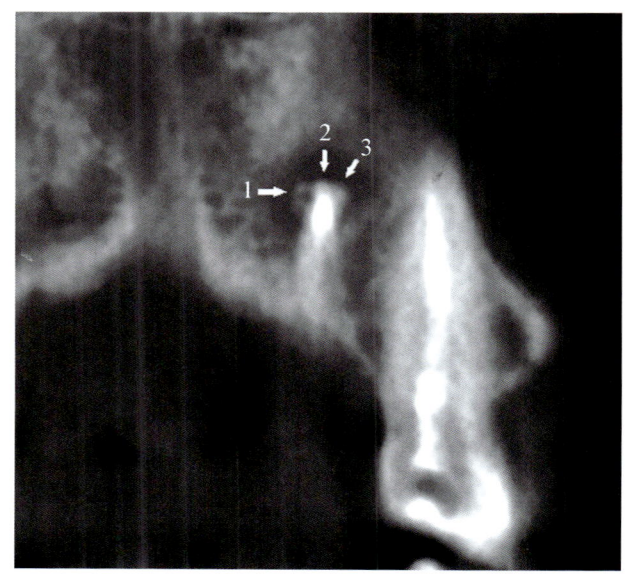

图 5-9　冠状面 22 根尖区骨质破坏,围绕根尖 1/3,根尖近中侧有高密度影(白色箭头 1)。根管内牙胶尖高密度影顶端(白色箭头 2),牙根尖端(白色箭头 3),牙胶尖的走向与牙根尖端不一致

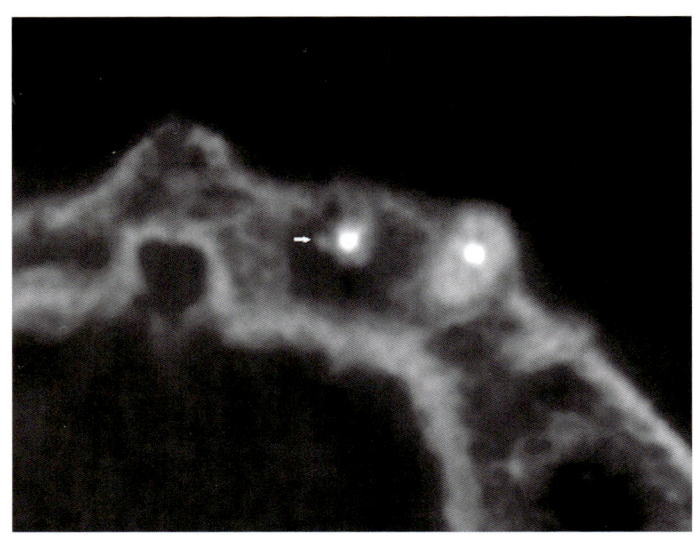

图 5-10 横截面 22 根尖区骨质破坏,未累及唇侧及腭侧骨壁,根尖腭侧近中有高密度增生影(白色箭头)

6. 第六次就诊(手术过程)

(1) 口唇部消毒

75%乙醇棉球沿口唇为中心,同心圆状擦拭皮肤。

(2) 口腔黏膜消毒

1%碘伏棉球消毒口腔牙龈黏膜。

(3) 口腔局部麻醉

4%阿替卡因+1∶100 000 肾上腺素行左侧眶下孔局部阻滞麻醉。

(4) 手术切口

手术显微镜下,21 22 23 唇侧牙龈黏膜扇形切口,23 远中垂直切口,21 近中垂直切口,避开唇系带(图 5-11)。

(5) 翻瓣

手术显微镜下,用骨膜分离器分离牙龈,至暴露 22 根尖区域,显示 22 牙根中 1/3,靠近根尖 1/3 唇侧骨壁纵形破坏,根尖区唇侧骨壁未破坏(图 5-12)。

(6) 牙槽骨切除术

依据根管工作长度,仰角高速涡轮手机配合高速钻针(球钻)去除根尖区牙槽骨,暴露根尖约 3 mm(图 5-13)。

第一部分　病例

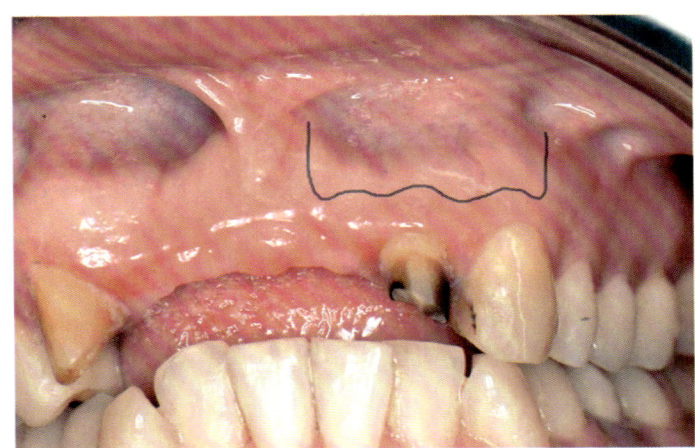

图 5-11　手术切口

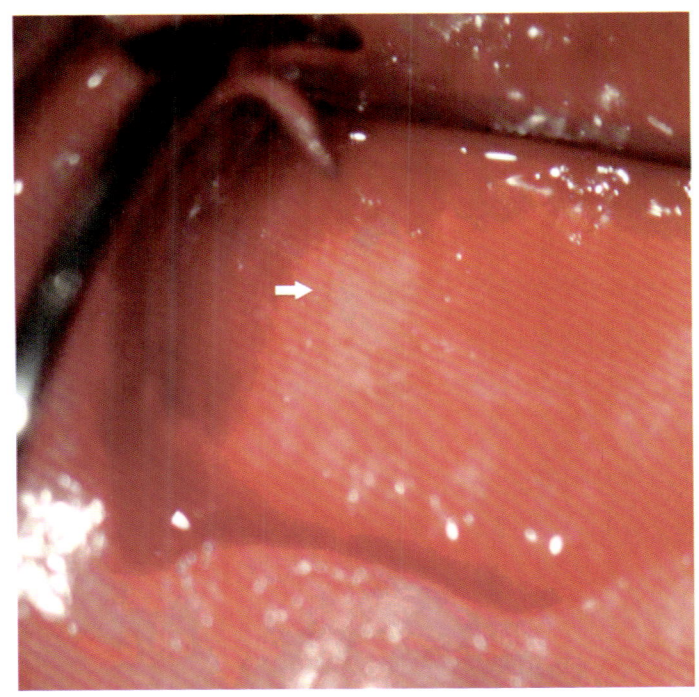

图 5-12　22 牙根中 1/3，靠近根尖 1/3 唇侧骨壁纵形破坏（白色箭头），根尖区唇侧骨壁未破坏

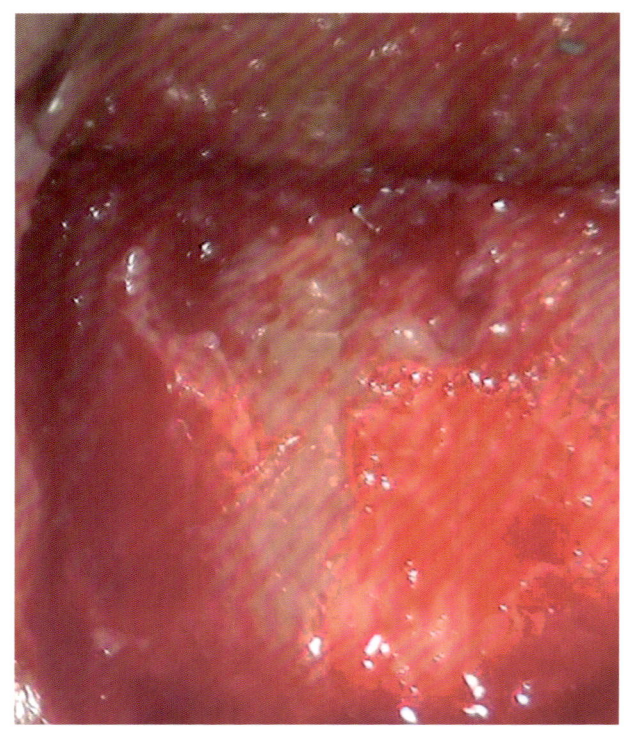

图 5-13　22 根尖唇侧牙槽骨切除术后,暴露根尖 3 mm

(7) 根尖切除术

手术显微镜下,仰角高速涡轮手机垂直于牙体长轴切除 22 根尖约 3 mm。

(8) 根尖刮治术

手术显微镜下,显微挖匙刮除根尖肉芽组织。

(9) 止血

用小团纱絮蘸取 1 mL∶1 mg 盐酸肾上腺素注射液,置于骨腔内,压迫止血。

(10) 染色

0.1% 亚甲基蓝溶液染色根切面,手术显微镜下,通过显微口镜观察根切面,显示 22 根切面中央为牙胶尖,唇侧和腭侧边缘有蓝色染色剂渗入(白色箭头处)(图 5-14)。

(11) 根尖倒预备

手术显微镜下,超声波治疗仪配合"L"形超声工作尖,行根尖倒预备,去除根尖部分牙胶尖,并清理根管壁,形成盒状洞形(图 5-15)。

第一部分 病例

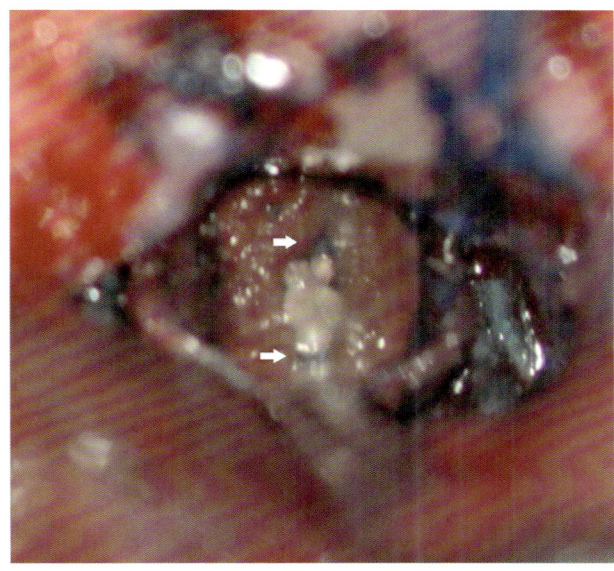

图 5-14 22 根切面中央为牙胶尖,唇侧和腭侧边缘有蓝色染色剂渗入(白色箭头处)

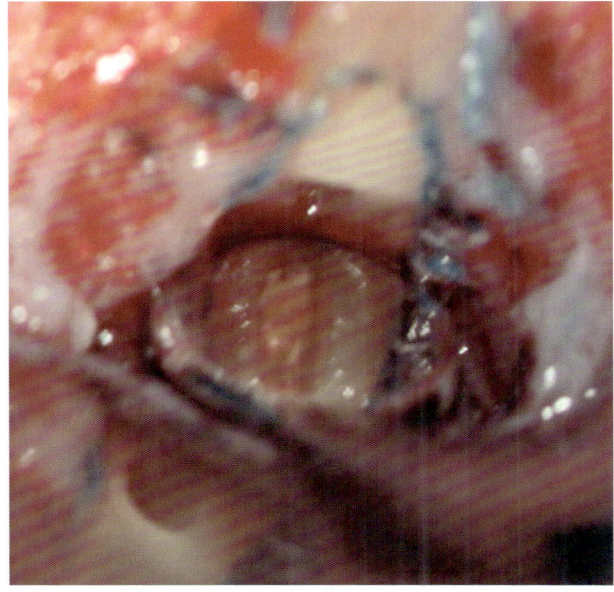

图 5-15 22 根尖倒预备后,形成盒状洞形

(12) 根尖倒充填

手术显微镜下,生理盐水冲洗根尖及骨腔,清洁干燥倒预备处根管,MTA 粉与液混合调拌,用显微根尖倒充填器充填 MTA,直至略超出倒根切面。

(13) 清理

手术显微镜下,用显微挖匙去除多余 MTA,及散落在骨腔内的 MTA 颗粒(图 5-16)。

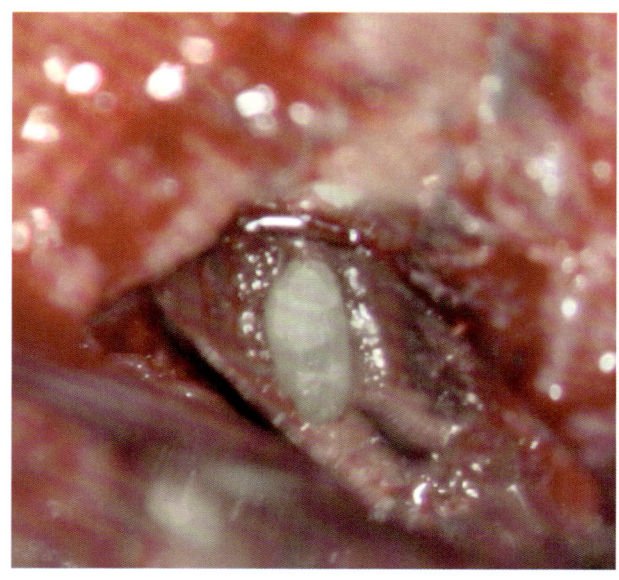

图 5-16 22 根尖 MTA 倒充填后

(14) 瓣复位

复位牙龈瓣,使匹配对位。

(15) 缝合

5-0 线对位间断缝合。

(16) 拍摄术后 X 线片(图 5-17)

(17) 告知手术后注意事项,并嘱手术后 2 周复诊

7. 第七次就诊(术后 2 周)

(1) 主诉

左上前牙手术后无不适。

(2) 口腔检查

21 22 23 唇侧牙龈黏膜缝线完好,无脱落,牙龈无红肿。22 无松动,无叩痛。

(3) 治疗

2%碘酊溶液消毒牙龈黏膜,拆除缝线。

第一部分 病例

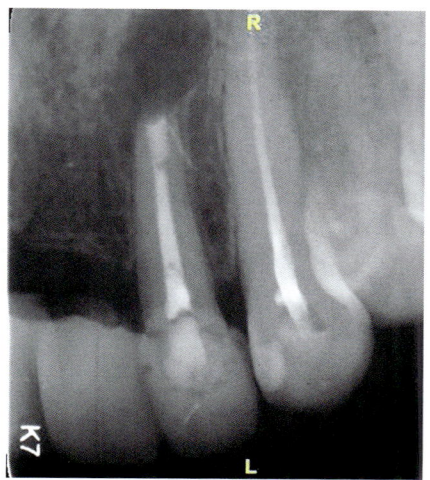
图 5-17 22根尖高密度倒充填影

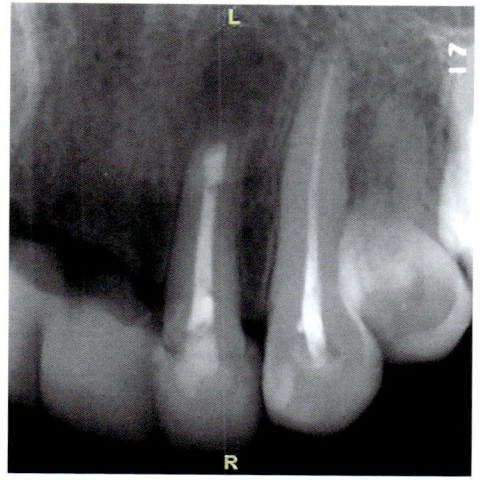
图 5-18 22根尖区高密度倒充填影,倒充填物根方阴影,边界模糊

（4）告知手术后1个月复诊

8. 第八次就诊(术后1个月)

（1）主诉

左上后牙手术后无不适。

（2）口腔检查

21 22 23唇侧牙龈黏膜及瘢痕,22无松动,无叩痛,牙龈无红肿。

辅助检查：22 X线片显示,根尖区域高密度倒充填影,倒充填物根方阴影,边界模糊(图5-18)。

（3）告知手术后3个月复诊

9. 第九次就诊(术后3个月)

（1）主诉

左上后牙手术后无不适。

（2）口腔检查

21 22 23唇侧牙龈黏膜及瘢痕,22无松动,无叩痛,牙龈无红肿。

辅助检查

22 X线片显示,根尖区域高密度倒充填影,倒充填物根方阴影明显消失,根周膜清晰(图 5-19)。

(3) 建议固定修复

(4) 告知患者定期随访

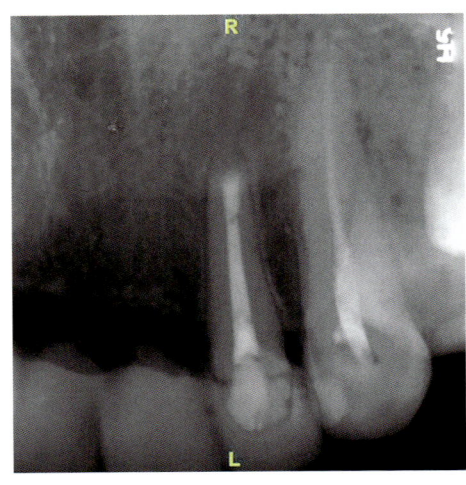

图 5-19 22 根尖区高密度倒充填影,倒充填物根方阴影明显消失,根周膜清晰

三、讨论

1. 眶下神经阻滞麻醉

眶下神经出眶下孔,故又称眶下孔或眶下管注射法。将麻药注入眶下孔或眶下管,以麻醉眶下神经及其分支。

口外注射法:眶下孔位于眶下缘中点下方 0.5~1 cm 处。注射时用左手示指扪出眶下缘,右手持注射器,注射针自同侧鼻翼旁约 1 cm 处刺入皮肤;使注射针与皮肤成 45°,向上、后、外进针约 1.5 cm,可直接刺入眶下孔,有时针尖抵触骨面不能进入管孔,可注射少量麻药,使局部无痛,然后移动针尖寻探眶下孔,直到感觉阻力消失,表明已经进入孔内,随即注射麻药 1~1.5 mL。一般 3~5 分钟后即显麻醉效果。注意注射针进入眶下管不可过深,以防损伤眼球。

麻醉区域及效果:麻药注入眶下管内的麻醉效果较眶下孔注射为好,麻醉区域亦较广泛。可以麻醉同侧下睑、鼻、眶下区、上唇、上颌前牙、前磨牙,以及这些牙的唇侧或颊侧的牙槽突、骨膜、牙龈和黏膜等组织。

第一部分　病例

　　局部浸润麻醉是将局部麻醉药物注入组织内，以作用于神经末梢，使之失去传导痛觉的能力而产生麻醉效果。其特点是，浸润麻醉时，药液用量大，故其浓度相对较低。

　　相比较局部浸润麻醉，阻滞麻醉是将局麻药液注射神经干或其主要分支周围，以阻断神经末梢传入的刺激，使被阻滞的神经分布区域产生麻醉效果。其特点是，麻醉范围广，可减少麻药用量及注射次数，减少疼痛，也可避免感染扩散。

　　本病例中，患牙为左上颌侧切牙，手术区域在左上颌中切牙至左上颌尖牙之间的唇侧牙龈黏膜和牙槽骨，为眶下神经麻醉区域，行4%阿替卡因＋1∶100 000肾上腺素行左侧眶下孔局部阻滞麻醉，既保证了手术区域的麻醉效果，又减少了麻醉药物的用量，整个手术只使用了1支麻醉药物，即1.7 mL，也避免了局部浸润麻醉可能产生的麻醉时效短，手术中需要追加麻醉药物的情况。采用局部浸润麻醉的另一个问题是，由于麻醉药物的注射在手术区域的组织内以作用于该处的神经末梢，这样或多或少会引起术区的牙龈组织变形，对手术切口的设计有一定的影响。而局部阻滞麻醉是将局部麻醉药物注射到神经干或其主要分支周围，不在手术区域，甚至远离手术区域注射局部麻醉药物，避免了手术区域牙龈组织的变形，手术切口更为精确，有利于根尖手术中的牙龈翻瓣、牙槽骨切除，以及牙龈瓣的复位和对位缝合。

2. 根管偏移

　　根管预备是根管治疗的关键步骤，其主要目的是清洁和成形，清除根管内坏死物、微生物及代谢产物，去除根管壁感染的牙本质，成形根管以利于充填。但由于复杂的根管解剖形态和不同根管扩大器械及方法，都将引起根管形态的变化，其中最常见的并发症之一是根管偏移。根管偏移是根管预备器械偏离根管中轴，过度切削管壁，预备后的根管未维持原根管走向的现象。根管偏移可发生在根管中上段，也可发生根尖段，后者又称为根尖偏移。根管偏移的根管壁不能得到有效地清理，会残留微生物和坏死牙髓组织；同时，根尖狭窄向冠方移动增加了根管充填的难度，削弱充填材料封闭根管的效果。

　　复杂的根管解剖系统、根管预备器械和根管预备方法是临床上造成根管偏移的主要原因。前牙单根管的根管偏移，往往发生在钙化根管中。

引起根管偏移的主要因素为，复杂的根管解剖形态，在评价根管的成形效果中，牙体的解剖是一个很重要的因素。根管系统的结构非常复杂，目前的研究大多集中于根管不同弯曲角度所引起的根管偏移。对不同弯曲度根管使用不锈钢 K 型锉采取逐步后退法预备后根尖偏移的研究表明，根管弯曲度越大，根尖偏移度越大，在预备至 25 号时，不同弯曲度根管组的根尖偏移均有差异，但预备至 35 号时，只有重度弯曲根管组与轻度弯曲根管组的根尖偏移有差异。在临床上预备根管特别是重度弯曲根管时，可以考虑预备至较小号数，以免产生重度的根尖偏移，影响根管充填后的密闭性。

临床上常用的根管器械由不锈钢制成。研究证明，无论何种类型的不锈钢器械在弯曲根管的预备过程中，因其本身具有较大的钢性，随着器械号码的增大，柔韧性减小，可发生根管拉直、根管偏移和根尖止点消失等并发症。随着材料工艺的不断发展，镍钛根管预备器械由于其良好的预备性能而备受关注，器械的设计也开始朝非 ISO 模式方向发展。20 世纪 90 年代以后开始的机动镍钛根管预备系统，如 Hero642、ProFile、ProTaper、Mtwo、K3、Lightspeed、RaCe、GT 镍钛系统等，无论预备人工根管还是离体牙根管都耗时较短，并且能更好地维持根管的原始走向。镍钛器械使用顺序不同对根尖偏移的影响，没有明显的差别。Iqbal 等还比较了 ProFile 和 ProTaper 的成形效果，发现前者产生的偏移较后者明显。Loizides 等通过预备下颌第一磨牙比较 ProTaper 和 Hero 的偏移程度，发现前者造成的根管偏移程度较强。

根管预备方法，目前临床上较常用的方法包括逐步后退法、逐步深入法、平衡力技术、Crown-down 技术、改良双敞技术等。逐步后退法是临床常用直根管预备技术，也可用于轻中度弯曲根管预备。其缺点是根管尖部的清理不够，而且当根尖预备器械的号码大于 25 号时，将会出现根管偏移现象。使用 Crown-down 技术预备弯曲根管，根管内并发症较轻，根管预备所致的疼痛较少，现在许多机用镍钛系统，都推荐使用该预备方法。凌均荣等比较了 ProFile 器械分别采用逐步后退法和冠根向深入法的成形效果，结果显示后者造成的根管偏移比前者少。Wu 等研究表明，用不锈钢 Flexofile 锉以平衡力切削配合使用改良双敞技术预备弯曲根管，根管内并发症较少，并能更有效地清理根尖部。

采用的方法是：

1）预弯根管锉，使器械易于通过弯曲处，越过障碍点达到根尖区。

2）扩大根管口及根管冠2/3，便于锉的进入，采用逐步深入法预备。

3）严重弯曲根管中初尖锉能反应根管的弯曲方向和程度，应仔细观察。

4）细小根管锉达到根尖区，不要将锉完全取出，要在根管内作几毫米的上下提拉至阻力消失。

根管偏移是根管预备过程中，根管预备器械过度切削根管壁，使根管中轴向过度切削侧偏移，导致预备后的根管偏离原根管的走向。美国牙髓病学协会（AAE）在牙髓病学专业词汇中定义"根尖偏移"为：在根管预备中，由于器械具有恢复到原来直线形状的趋势，而使根尖区弯曲外侧的根管壁结构被移除，这可能导致台阶形成，甚至穿孔。理想的根管预备应在各个方向上均匀扩大。

根管预备的主要工作是清理和成形，形成一个连续、锥形的形态，以适合牙胶充填。而根尖偏移会破坏根管结构，影响根管充填效果，甚至导致根管治疗失败。

破坏根管原有解剖形态，在根管预备过程中，由于多种原因使根管预备器械偏离原有轨道而产生偏移，导致弯曲根管的弯曲度减小，根管壁一侧或者两侧弯曲半径增大，导致弯曲根管被拉直。根尖偏移若未得到及时纠正，器械过度预备一侧根管壁可能会形成台阶。台阶是在根管预备过程中根管壁表面人为形成的不规则形态，导致根管原有通路发生改变，可阻止器械进入原通畅根管的根尖部。根尖偏移不仅会导致台阶形成，进一步偏移会造成生理性根尖孔移位，甚至人为创造出一个根尖孔，即在弯曲外侧导致带状侧穿。如果在操作中不慎引起根尖偏移，会对根尖区的牙体组织造成很大破坏，使剩余牙体组织减少，根管壁强度下降，以至于预备后的根管壁不足以承受较大的殆力而导致根折。

根尖偏移会引起微渗漏，严重影响根管充填效果。当出现根尖偏移时，根管预备的狭窄处不在根尖预备的终端，而是向弯曲的方向移位，使根管充填不够致密。实验研究表明，当根尖偏移小于 0.15 mm 时，对根管充填效果不会造成显著影响；当根尖偏移大于 0.3 mm 时，根管微渗漏的发生率将明显增加，这会削弱充填材料对根管的封闭性能，影响充填效果。

影响根管治疗的效果，理想的根管预备应该是从三维方向上均匀地切削牙本质壁,但是由于根管存在弯曲,使得弯曲外侧的牙本质壁易被过度切削,而弯曲内侧壁未被有效地清理,细菌会残留在根尖区。对于已经产生根尖偏移的根管,纠正偏移,找回根管原有通路非常困难,偏移下段的根尖区无法有效地清理、成形及严密充填,残髓和细菌微生物会继续存留在根尖区,使感染不能得到有效控制,影响根管治疗的效果。

本病例中,左上颌侧切牙 2 年前已经行根管治疗,辅助检查 X 线片显示:22 根管内高密度充填影,距离根尖约 1.5 mm,根尖低密度影,范围约 5 mm×7 mm,边界不清晰。根管内高密度充填影距离根尖约 1.5 mm,根充物的末端并没有位于根管的中央处,且根充物根方的根管影像不清晰,根尖朝远中向弯曲,提示此处根管在初次根管治疗中可能已经形成了台阶,由于根管治疗完成了 2 年,根充物根方的根管出现了根管钙化。根管再治疗中,去除根管内牙胶尖后,在疏通此段(1.5 mm)根管的过程中,尽管已经预弯了根管锉,由于在根尖区,根管疏通的力度和方向受狭窄根管的限制,插针定位片显示扩大锉的位置没有在根管的中央,提示根管疏通并没有越过原来的台阶,而是继续沿根管偏移的方向形成了根管侧穿。当时采取的措施是,将根管侧穿的通道先作为"根管"进行预备、清理和充填,再行观察随访。

3. 根管再治疗和根尖手术的选择

根管治疗是治疗牙髓病和根尖周病的有效方法。随着牙髓病学诊疗技术的不断发展,根管治疗的成功率不断提高,但仍存在许多失败病例。对首次根管治疗不完善及治疗后出现症状的患牙,通过根管再治疗或根尖手术的方法,可保存患牙。

患牙一般于根管治疗后 1 年进行评价,如有需要,随后可继续观察评价。根管治疗成功与失败须根据临床和影像学来评定。根管充填后患牙可以行使功能、无临床症状,影像学无异常表现,则认为此根管治疗是成功的。

成功的定义为,无疼痛、肿胀及其他症状,无窦道,无功能丧失,X 线片表现为正常的牙周韧带间隙。

失败的定义为,术后出现新的病损或旧的病损范围增大,经过 2 年的一个评价周期,病损范围与治疗前一样或仅有缩小,症状与影像学表现不相符合,持续性牙根吸收或牙骨质增生。

许多患牙无法确定目前是成功或失败,有些患牙虽然目前不需要重新治疗，但并不是真正意义上的成功。理想情况下，根管治疗后的牙齿都需进行临床和影像学追踪回访。

根管系统拥有复杂的解剖结构，由主根管和侧支根管组成，并有根管分歧，以及众多的交通支和吻合支形成的峡部。侧支根管（lateral canal）从主根管发出，达牙根表面。副根管（accessory canal）由主根管发出的细小根管，几乎与主根管平行。根尖分歧（divergence of root apex）位于根尖部根管分为数支。根尖分叉（furcation of root apex）根管在距根尖 1 mm 处均匀分为 2 支，无主、副根管区分。管间交通支（connection of inter-root canal）两个根管间的联络侧支。根管的解剖形态的多变和复杂，不可能完全彻底清理和充填根管系统，因此，取得根管治疗的完全成功是不现实的。

根管治疗失败的原因，在没有根管形态变异的牙齿上进行了不规范的根管治疗，在根管形态变异的牙齿上进行了不规范的根管治疗，根尖区感染未控制，根管外感染，真性根尖囊肿或肿瘤，根尖区存在胆固醇结晶等囊肿，根充物超出根尖孔，影响根尖组织的愈合，牙根纵折等。

对于无根管形态变异的牙齿进行了不规范的根管治疗，可以行非手术治疗（根管再治疗），除牙根纵折外，其余原因均可采用根管再治疗结合根尖手术的方法。根管治疗 1 年后无病损、无临床症状，根尖阴影消失，提示根管治疗成功。无临床症状，阴影缩小但未消失，可继续观察。有临床症状，阴影无变化或扩大，需再治疗。根管再治疗，主要控制感染来源；根尖手术治疗，去除根尖感染，包括超充材料、囊肿，充填根管峡部、副根管等。

对于根管治疗失败或根管治疗后慢性根尖周病损不愈，通常经历以下 4 个阶段：

- 等待、观察、再评价
- 非手术性再治疗（根管再治疗）
- 手术性再治疗（根尖手术）
- 拔除

本病例中，左上颌侧切牙 2 年前已经行根管治疗，经检查出现根尖骨质破坏，通过根尖片显示，根管充填距离根尖约 1.5 mm 距离，较难判断是否在初次根管治疗中已经发生了根管形态的改变，如台阶形成、根尖拉开等根管偏移的情况。根据治疗原则，患牙的治疗计划采用了非手术治疗（根管再治疗），但在治疗过程中发现，根管的解剖形态已经发生了改变，在根尖区出现疑似根管偏移情况。

完成了根管再治疗后,对患牙进行观察随访。在经历了近1年的随访,对患牙重新进行了疗效评估,尽管患牙没有明显的临床症状,通过影像学检查,患牙根尖阴影范围变化不大,提示根尖周骨质破坏未愈合,结论为根管再治疗失败。进而实施了根尖手术,行根尖切除术、根尖倒预备和根尖倒充填术,经随访观察显示根尖手术后,根尖阴影明显消失,可以考虑进一步冠部的修复,恢复患牙的美观和功能。

参考文献

1. Peters OA. Current challenges, and concepts in the preparation of root canal systems: a review [J]. J Endodon, 2004, 30(8): 559-566.
2. Wu MK, Wesselink PR. Efficacy of three techniques in cleaning the apical portion of curved root canals[J]. Oral Surg Oral Med Oral Pathol, 1995, 79: 492-496.
3. 范兵,樊明文,边专,等.根管偏移对充填材料封闭根管能力的影响[J].口腔医学纵横,2001, 17(2): 83-87.
4. Gergi R, Osta N, Bourbouze G, et al. Effects of three nickel titanium instrument systems on root canal geometry assessed by micro-computed tomography[J]. Int Endod J, 2015, 48(2): 162-170.
5. Hwang YH, Bae KS, Back SH, et al. Shaping ability of the conventional nickel-titanium and reciprocating nickel-titanium file systems: a comparative study using micro-computed tomography[J]. J Endod, 2014, 40(8): 1186-1189.
6. Wu MK, Fan B, Wesselink PR. Leakage along apical root fillings in curved root canals. Part I: effects of apical transportation on seal of root fillings[J]. J Endod, 2000, 26(4): 210-216.

病例六

一、病史

患者男性,45岁。

1. 主诉

右下后牙牙龈反复肿痛3周。

2. 现病史

右下后牙曾于19年前因龋坏累及牙髓行根管治疗和牙冠修复,至今未出现不适。3周前右下后牙反复出现肿痛,服抗生素能缓解。

3. 既往史

口腔内有多个牙齿曾行修复治疗,包括固定桥修复、种植牙等。
否认心血管疾病、糖尿病病史。

4. 检查

46全冠修复,松动Ⅰ度,叩痛(+),46颊侧牙龈肿胀,触诊轻度压痛,牙周袋探诊深度6 mm,可探及根分叉,正中𬌗及侧方𬌗扣诊及震颤。
47种植牙修复
口腔卫生良好,其余牙龈未见充血水肿,未及牙周袋。

5. 辅助检查

根尖片示:(图6-1)
46根管内高密度充填影,与根管密合,充填物达根尖,根尖区近中侧见

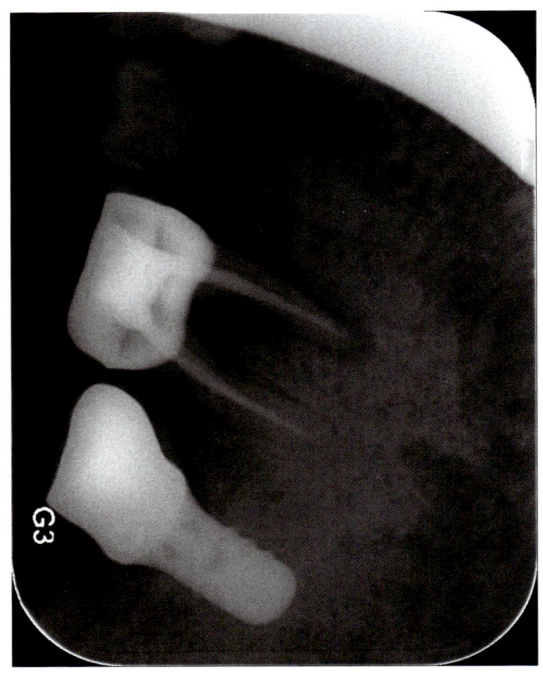

图 6-1　46,47 根尖片

5 mm×8 mm 稀疏阴影,稀疏阴影沿着近中根面达牙槽嵴顶,呈葫芦状稀疏阴影区。近中根的远中面近根分叉区域牙根表面呈不连续区域(见标记)。根分叉区域少量稀疏阴影。远中根冠 1/3 见牙周膜增宽影像,硬骨板消失,根尖区未见骨质稀疏阴影。

47 种植牙修复完整,未见牙槽骨吸收,种植体周围未见骨质稀疏阴影。

6. 诊断

　　46 牙根纵裂

　　咬𬌗创伤

7. 治疗计划

　　46 拔除后种植

　　46 拆冠,牙半切后联冠修复

8. 诊断依据

　　1) 患牙根管治疗后牙冠修复近 20 年,一直未有不适。近 3 周来牙龈反复肿胀,自服抗生素未见好转,结合根尖片显示根管充填密合达根尖,近中根尖有骨质稀疏阴影,稀疏阴影区域沿牙根表面直达牙槽嵴顶。如果是根管治疗不佳导致牙龈反复肿胀,一般发生在根管治疗后的 2~3 年内。而患牙近 20 年未出现牙齿疼痛及牙龈肿胀,不大可能是根尖出现问题,与根管治疗似乎关系不大。

2) 从临床检查来看,患牙已作牙冠修复,颊侧牙龈肿胀,可探及牙周袋至根分叉处。结合牙片的特点,似乎像一个牙周牙髓联合病变,但其来源不是很明确,仅在临床上发现近中有狭窄而深的牙周袋 6 mm。

3) X 现表现为近中根尖阴影区阴影从根尖一直延伸到牙槽嵴顶,根分叉区域骨质稀疏,且近中根的远中面牙根表面连续性不完整。结合临床上有正中𬌗和侧方𬌗的咬𬌗创伤,怀疑是近中根纵裂可能性较大。

4) 除了 46 颊侧可探及牙周袋,且牙周袋窄而深,余牙均未发现有牙周袋的形成,患者口腔卫生良好,牙周炎所导致的依据不够充分。

5) 综上所述,此牙是由于根管治疗牙冠修复后出现咬𬌗创伤导致牙根纵裂的可能性大,且有根尖片的表现支持。

9. 治疗方案

(1) 46 拔牙后种植

患者口腔卫生保健良好,没有心血管疾患、糖尿病等全身系统性疾病,46 拔除后种植是最佳的选择方案。这样可以不影响其他牙齿,且患牙的牙槽骨条件目前尚可。当然拔牙时要考虑尽可能刮净根分叉及根尖区的肉芽组织,尽可能保证牙槽窝内没有感染的留存,同时保持牙槽嵴的高度和宽度也很重要。

(2) 46 拆冠后牙半切除再联冠修复

对于这个治疗方案存在以下几个问题:

1) 拆冠后牙半切除联冠修复势必要拆 47 种植体冠。这样的联冠修复对种植体是否产生影响,值得考虑。

2) 如果联合 45 固定桥修复,目前 45 牙冠完整,牙龈正常,牙髓活力检查在正常范围内,对活髓牙进行牙体制备可能对 45 产生不良影响,对保留活髓以及完整的牙体结构和功能不利。

二、讨论

牙根纵裂

牙根纵裂(vertical root fracture)是指发生在牙根的纵行裂开,为原发于牙根根尖的纵行裂隙,不累及牙冠部,前磨牙和磨牙多见。主要症状是不同程度的咬𬌗痛,及反复出现牙周脓肿等。如果牙根纵裂发生在靠近牙根的深部,临床检查不易发现。X线检查是诊断的必要条件。

牙根纵裂与多种因素有关,牙根的解剖结构决定了它的抗折能力。扁根的抗折能力与圆根比较,相对较差。因此,下颌第一磨牙扁形的近中根发生纵裂的概率高于圆形的远中根。牙根纵裂由于未波及牙冠,肉眼看不到,诊断比较困难。引起牙根纵裂的病因主要为:① 慢性持续性的创伤𬌗力,以承受𬌗力最大的第一磨牙发生率最高;咬𬌗创伤,牙尖高耸,磨耗不均,根分叉暴露,也都和患牙承受咬𬌗力过大有关;② 牙根发育缺陷;③ 无髓牙致使牙根纵裂,原因是牙本质脱水,牙变脆,抗折力降低,尤其重要的是由于窝洞,洞型制备等导致牙齿的解剖形态和𬌗力发生改变。

牙根纵裂是纵向的沿着牙根长轴的完全或不完全的裂纹,可能在牙根的任何一个部位始发。牙根纵裂的患牙,裂纹一般累及牙的颊舌向,而在上颌腭根的纵裂近远中向多见。牙根纵裂以36～65岁为常见,好发牙位是下颌第一磨牙,其次是上颌第一磨牙。好发牙根为下颌磨牙的近中根,其次为上颌磨牙的腭根。在上颌第一磨牙的牙根纵裂中,未行根管治疗的患牙多于根管治疗后的患牙。

牙根纵裂晚期可导致牙槽骨大范围破坏,因而早期诊断牙根纵裂尤为重要,对及时做出处理和制定治疗计划非常关键。牙根纵裂早期,临床表现仅为咀嚼不适或咬𬌗疼痛,多在牙齿的特定部位出现咀嚼不适,疼痛性质为钝痛,非尖锐痛。牙根纵裂的晚期,临床表现为慢性根尖周炎,局部牙龈肿痛,可在接近龈缘的位置形成窦道,且与骨病损位置相关联。

牙根纵裂早期,X线片检查较难发现,原因为:① 早期裂纹细小,大多$<150~\mu m$,不易被X线检测;② 根管治疗后的牙根纵裂,因根管充填物产生伪影,影响读片;③ 早期的牙槽骨破坏范围局限,贴近牙根,容易被牙根阻挡而难以分辨。牙根纵裂晚期,X线片表现为:根管从根尖部到根管口

长度不等的增宽影,甚至可见裂片移位、分离,伴牙槽骨破坏,可见骨缺损。

当患牙出现牙龈肿胀或咀嚼疼痛时,如果能够早期发现牙根纵裂,并及时干预,就可避免牙槽骨的大量丧失,为后续的治疗打下基础。窄而深的牙周袋和靠近龈缘的窦道是牙根纵裂的重要临床表现。13%~35%的牙根纵裂的患牙可出现窦道,位置靠近龈缘。前牙牙根纵裂的患牙53.3%出现窄而深的牙周袋,在根管治疗后的牙根纵裂中出现窄而深的牙周袋占60%以上。

早期牙根纵裂不易诊断,原因为:① 症状和体征不典型;② CBCT 难以发现裂纹;③ 探诊时,窄而深的牙周袋容易被忽略;④ 早期牙槽骨破坏不易被发现。早期牙根纵裂的牙周袋往往只累及一个根的一个面,通常范围局限,仅皮质骨破坏,X 线表现多样,经常被误以为牙周膜间隙增宽,怀疑是牙周来源。而随着病情进展,牙周袋逐渐变宽,探诊易发现,X 线片显示,牙槽骨破坏明显,甚至出现牙根裂片的分离。

影像学检查是诊断的重要依据,牙根纵裂线不易发现,需拍摄不同投射角度的 X 线片,尤其是根管治疗后的患牙有根充物的影响,会形成伪影干扰。牙根纵裂的宽度在 20~200 μm,目前小视野的 CBCT 的分辨率达到 100 μm 左右,对较大的牙根纵裂的检测有很大的帮助。当临床检查及影像学检查依据不足时,手术探查可以帮助诊断。通常,术中可发现骨质缺损,甚至骨开裂,通过亚甲蓝染色在根面可看到裂纹,牙根纵裂诊断可明确。

临床上,对牙根纵裂的治疗均有不同的考虑。当诊断明确后,应尽早处理。根据病损的程度和范围,采用手术方式,切除部分纵裂牙根甚至截根,或拔牙以保存尽可能多的牙槽骨骨量,为后续的种植、修复治疗打下基础。手术中,尝试对牙根的纵裂部分进行修复,远期疗效不确定,可能会再次出现牙根纵裂,进一步发生牙槽骨的破坏。

牙根纵裂的关键在于早期诊断及早期临床干预。因此,临床上尤其是对要进行根管治疗或根管再治疗,并后续行牙冠修复的患牙,做好牙体、牙周以及影像的综合评估非常重要,以预防牙根纵裂的发生。

病例七

一、病史

患者女性,82 岁。

1. 主诉

左侧上下颌后牙自发性疼痛半月余。

2. 现病史

患者半月前自觉左侧面部上下颌区域均出现自发性疼痛,逐渐加剧,疼痛呈自发性、持续性疼痛,与冷热进食无关,与时间无关。白天夜间均有发作,疼痛可向左侧耳颞部及头顶部放射,但从未越过中线。若用手用力压头皮时疼痛可以缓解。患者首先于外院进行了左下颌第一、第二磨牙的开髓治疗,但疼痛未得到任何缓解且进行性加重,来院要求进一步检查治疗。

3. 既往史

曾有牙科治疗史。否认高血压、心脏病史。否认全身系统性疾病。否认药物过敏史。

4. 检查

面部左右对称,张口度正常,张口型正常。面部皮肤表面未见肿胀、水疱、斑点状改变。

全口牙列 17–26、42–38,牙龈未见红肿。

16、15、21–26、31 牙冠修复,牙齿无松动,无叩痛,牙龈未见红肿。

36、37 粭面暂封,牙齿无松动,无叩痛,牙龈无红肿。

第一部分 病例

38无对𬌗,伸长,𬌗面及颊侧颈部浅龋,探有轻度酸痛,无松动,无叩痛,牙龈无红肿。

35远中邻面及近中邻面树脂材料充填,未及继发龋,探诊无反应,牙髓电活力测试无反应。

34颈部树脂材料修复,无松动,无叩痛,冷诊有反应,未见激发痛,牙龈未见红肿。

31、33牙齿无松动,无叩痛,牙龈未见红肿,牙髓活力正常。

32冠修复,无叩痛,无松动,牙龈牙龈未见红肿。

27、28缺失。25、26金属冠修复,无叩痛,牙龈未见红肿,无松动。

24牙齿未见龋坏,无叩痛,无松动,牙髓活力正常,冷诊未见激发痛。

21-23联冠修复,无松动,无叩痛,牙龈无红肿。

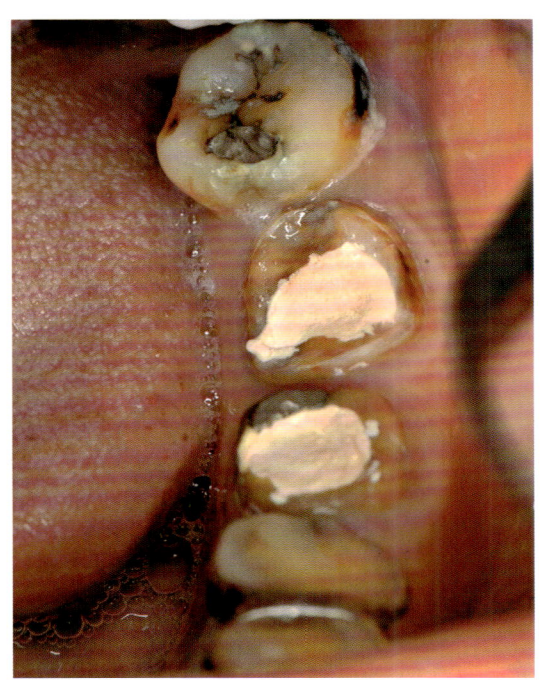

图7-1 口内照

左右面部触觉反应正常,双侧均未能触及三叉神经痛扳机点。

5. 辅助检查

全景片显示:牙列17-26、42-38、16、15已行根管充填,充填未到位,根尖区未见骨质稀疏阴影。

22、23已作根管治疗,22根充密合到位,23根充不够密合,22、23根尖区未见骨质稀疏阴影。

26根管内未见充填材料,根尖无病变,牙槽骨水平吸收小于1/3。

38近中邻𬃷有充填物,距离髓角较远,根尖无病变。

37在拍片过程中充填物脱落,髓腔开放,根管闭锁,根尖无骨质稀疏阴影。

36远中邻𬃷面充填物,根管影像显示不清,根尖周组织骨质稀疏。

35远中及近中见充填材料,根管充填密合到位,根尖区未见骨质破坏。

22、23根尖区硬骨板正常。

31桩冠修复,根充未到位,根尖少量骨质稀疏阻射影。

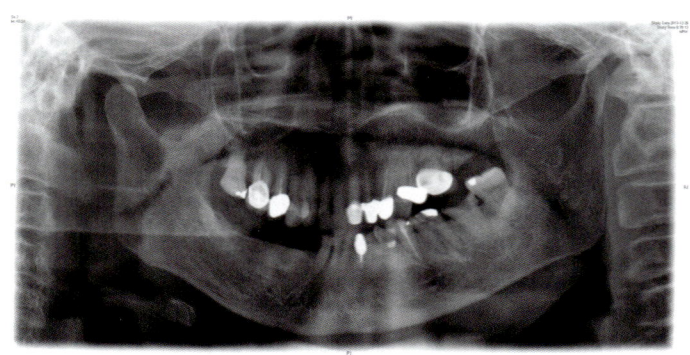

图7-2 全景片

6.诊断

左颞、颌面及头顶部带状疱疹。

7.诊断依据

带状疱疹(herpes zoster)

带状疱疹是由水疱-带状疱疹病毒(herpes varicella-zoster virus,VZV)所引起的,以沿单侧周围神经分布的簇集性小水疱为特征,常伴有明显的神经性疼痛为特点的病毒感染性疾病。带状疱疹发病最常见为胸腹或腰部带状疱疹,约占70%,其次为三叉神经带状疱疹,约占20%,损害沿三叉神经的分支分布,常可伴有牙痛,60岁以上老年人,三叉神经较脊神经更易罹患。带状疱疹多数患者感染后可获得终身免疫,个别免疫功能缺陷或低下者可再发,因此机体的免疫功能与发病的程度有密切关系。

此患者在进一步深入了解病史后发现,患者曾有二次带状疱疹发病病史,此次发病已是第三次,症状不明显,可能与其机体内仍存在部分抗带状疱疹病毒的抗体有关,因此不具备典型的单纯疱疹发病特点,未出现水疱、皮肤红肿等临床表现。但是从临床病史和临床检查来看,首先患者发病的特点表现为:

1) 疼痛以左侧三叉神经第一支、第二支分布为特点,而且疼痛从未越过中线,仅发生在左面颊部;

2) 患者自诉左面颊部及颞部、头顶部疼痛时,紧压皮肤,尤其是头顶部皮肤有舒适感,这可能是在三叉神经支分布的皮肤表面出现炎症、水肿时,压迫皮肤产生疼痛,但当用手用力压紧皮肤时,水肿渗出物的两侧分开,导致局部压力减轻,疼痛减少,当压力去除后,渗出又返回,再次出现疼痛。

3) 从三叉神经痛角度来分析,我们的病史采集中患者主诉的疼痛性质是阵发性疼痛,钝痛、持续时间较长,与任何动作、咀嚼、冷热刺激等均没有关系,而不是三叉神经痛所出现的刀割样剧痛,同时疼痛持续时间从几秒至几十秒,而且在临床上进行了三叉神经痛的扳机点检查,没有发现三叉神经痛的扳机点,可以排除三叉神经痛。

4) 从牙髓和根尖周疾病引起的疼痛来分析,患者主诉的疼痛与冷热无关,与进食无关,与咀嚼也无任何关系,而且也无法断定疼痛来源是哪颗牙齿。从病史中分析,已在外面进行了两个牙齿的开髓治疗,疼痛依然未解除,而是继续加重。因此从病史分析中可以排除牙源性疼痛。

5) 结合临床检查和X线片的检查来分析,患者38轻度伸长,仅𬌗面和颊侧牙颈部有釉质龋,探诊可钩住,但没有探痛,颊侧牙龈正常,牙齿无叩痛,无松动。36、37𬌗面有暂封材料,牙齿无松动、无叩痛,牙龈呈粉红色状。而35𬌗面有充填材料,无叩痛,牙龈无红肿。27、28缺失,25、26金属冠修复,24𬌗面及牙颈部未及龋坏,牙齿无松动,无叩痛,牙龈色泽正常。结合牙齿全景片检查,我们可以清晰地发现,这个患者38根尖无病变,37在摄片过程中表面充填体脱落,根管闭锁,根尖周组织未见骨质破坏。36根管影像不清晰,但根尖区存在骨质稀疏阴影。35已作根管治疗,根充密合达根尖处,根尖骨质正常。26冠修复,根尖区骨质正常。25已作根管治疗,根充尚可,根尖区未见骨质破坏。24 根尖区未见骨质破坏。24 - 26、34 - 38 牙槽骨未及明显吸收,可以从临床病史及检查,结合 X 线分析,患者的疼痛和牙髓、根尖周以及牙周没有明显的关系。而且 36、37 已作了开髓引流,即使是有疼痛的急性发作,也应当得到缓解,所以可以排除牙源性疼痛。

(6)综合上述病例分析和临床检查,可以确诊此患者的疼痛应为带状疱疹病毒引起。

但不具备典型的带状疱疹发病特点:

1)皮肤红斑。

2)皮肤水疱或脓疱,沿三叉神经分布,尤其三叉神经节第一、第二支为主,疼痛未越过中线。

3)三叉神经带状疱疹可有牙痛。

4)在病史询问中有两次带状疱疹发病病史,可能是机体仍有一定的抗体,导致患者没有出现典型的带状疱疹发病特点。

8. 治疗计划

1)皮肤科会诊,针对带状疱疹治疗。
2)待治愈后进一步完善 36、37 根管治疗。

二、治疗

经会诊,确认此患者左侧三叉神经第一、第二支带状疱疹感染。经过抗病毒治疗,患者临床症状完全消失。进行了 36、37 的根管治疗以及 38 的龋病治疗。

病例八

一、病史

患者女性,33 岁。

1. 主诉

右下后牙颊侧牙龈破溃约半个月。

2. 现病史

右下后牙颊侧牙龈半个月前出现肿胀并破溃,伴溢脓,至今未进行任何治疗。否认冷热刺激痛史、自发痛、夜间痛,否认咀嚼痛史。

3. 既往史

左上前牙曾于 3 年前因扭转不齐于我院牙体牙髓科行"21、22 根管治疗",于我院口腔修复科行"21、22 全瓷冠修复"。左下后牙于 3 年前于我院牙体牙髓科就诊,诊断"36 慢性牙髓炎"于我科行"36 根管治疗"。刷牙每天 2 次,使用牙线不规律,否认横向刷牙习惯。

否认全身系统性疾病史,否认药物、食物过敏史,否认家族病遗传病史。

4. 检查

面部左右对称。张口度正常,张口型正常。双侧颞下颌关节未见明显异常。未触及颌面部肿大淋巴结。

45 殆面可见畸形中央尖断面,未及露髓点(图 8-1),颊侧颈部楔状缺损达牙本质,未及穿髓点,Ⅰ度松动,无叩痛。

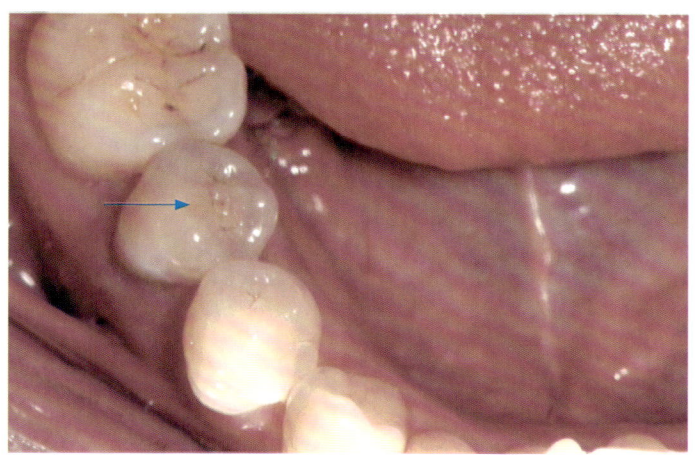

图 8-1 45 殆面可见畸形中央尖断面,未及露髓点

牙周探诊深度：颊侧（由近中至远中）2 mm-1 mm-2 mm,舌侧（由近中至远中）3 mm-1 mm-2 mm。

正中咬殆、侧方咬殆均未扪及震颤。

牙髓电活力测试较对照牙无反应。

颊侧牙龈黏膜开窗 1 mm×3 mm,可探及根面,附着龈约 2 mm（图 8-2）。

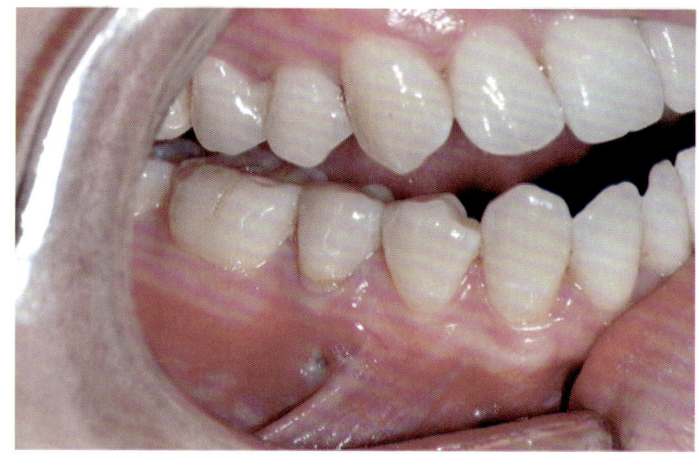

图 8-2 45 颊侧牙龈黏膜开窗 1 mm×3 mm

正中殆覆殆切 1/3,覆盖约 2 mm。

21、22 全瓷冠在位,边缘密合,无松动,无叩痛,牙龈未见红肿。

36 近中殆面树脂充填,无松动,无叩痛,牙龈未见红肿。

口内黏膜连续完整。系带附丽位置正常。

5. 辅助检查

根尖片示：45 髓角接近𬌗面，根管影像清晰，根尖低密度影约 9 mm×6 mm，围绕根尖并延伸至牙根近中及远中的中 1/3 区域，牙槽嵴未见吸收（图 8-3）。

6. 诊断

45 慢性根尖周炎。

7. 诊断依据

患牙半月前出现颊侧牙龈破溃，伴有脓性液体溢出。没有明显的其他自觉症状，否认冷热刺激痛史、自发痛、夜间痛，否认咀嚼痛史。病程符合炎症感染发作的一个过程。

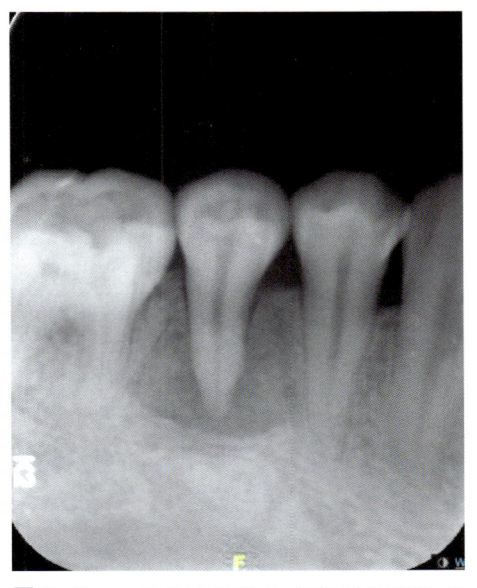

图 8-3 45 髓角接近𬌗面，根管影像清晰，根尖低密度影约 9 mm×6 mm，边界清楚，牙槽嵴未见吸收

根据临床检查显示，45 𬌗面畸形中央尖折断，提示此处可为畸形中央尖折断引起牙髓感染的通路，进而造成牙髓坏死及根尖周组织的感染。患牙的牙髓电活力测试显示无反应，提示 45 牙髓已经坏死。牙周袋探诊并未探及深牙周袋。辅助检查，根尖片显示，根尖低密度影环绕 45 根尖，并延伸至牙根近中及远中的中 1/3 区域，呈圆形，边界清楚。患牙根尖区域骨质破坏形态，符合慢性根尖周炎的关键依据。

据此诊断为 45 慢性根尖周炎。

8. 鉴别诊断

角化囊肿：角化囊肿也可表现为颌骨内的低密度影，但其主要沿颌骨前后方向生长，且患者大多无明显症状，在常规 X 线检查时偶然发现。其主要症状为颌骨膨大，继发感染时可出现疼痛、肿胀，好发于下颌第三磨牙区及下颌升支，如邻近牙齿受压，根周骨质吸收，可使牙齿松动移位，在这种情况下牙髓很可能是活髓。而本例患者有明显的牙体问题——折裂的畸形中央尖,且牙髓已经坏死,可由此将其鉴别。

9. 治疗计划

（1）方案一

1）45 根管治疗。

2）45 根管治疗后观察黏膜开窗能否愈合,如无法愈合则拍摄 CBCT 进行手术评估行根尖手术＋植骨术＋引导组织再生＋结缔组织瓣移植术。

优点：保留了患牙。天然牙根有着人工牙根无法比拟的优越性,形态与牙冠及功能相呼应,牙根周围的牙周膜具有缓冲咬𬌗力的作用,降低对颌骨的冲击力,此外牙周膜内还具有压力感受器,能更好地向大脑反馈咬𬌗力量进行相应的调节,防止过大的咬𬌗力引起牙齿及/或对颌牙的损伤。如果保牙治疗失败还可以选择方案二、三。

缺点：治疗过程相对复杂,需要复诊的次数较多。病损范围较大,远期软硬组织的恢复情况难以确定。

（2）方案二

拔除 45 行牙槽嵴保存术后择期行种植修复。

优点：拔除患牙将病损刮除,可以彻底消除病变。

缺点：由于根尖病损范围较大且伴随黏膜开窗,患处的软硬组织量可能都不足,行牙槽嵴保存术时能恢复的程度难以确定。

（3）方案三

拔除 45 后择期行固定桥/活动桥修复。

优点：拔除患牙将病损刮除,可以彻底消除病变。

缺点：固定桥修复需要对邻牙进行牙体预备,势必损伤健康的牙体组织,且在此过程中稍有不当可能造成穿髓可能,对健康邻牙带来的损伤是不可逆的。活动桥修复需要每日摘脱,有异物感,且如果修复体与邻牙相邻区域的口腔卫生无法做好则容易导致邻牙发生龋坏、牙周疾病。

考虑到患者的年龄,如能保留患牙尽量延后种植和其他修复方式的到来是更为理想的治疗方式,因此在与患者沟通后选择了方案一。

第一部分 病例

二、治疗

1. 常规根管治疗

（1）第一次复诊

治疗

45 橡皮障隔离，开髓，根管内未见残余牙髓组织，根管长度测定仪测量根管长度，插 25 号 K 锉拍摄根尖片（图 8-4），测得工作长度 17 mm，K 锉辅以 17%EDTA 凝胶行根管预备至 60♯，2%氯亚明辅以超声荡洗，纸尖吸干后根管内封氢氧化钙糊剂，氧化锌丁香油粘固粉暂封。

（2）第二次复诊（患牙无不适）

检查

45 𬌗面暂封，无叩痛，无松动，颊侧黏膜开窗未闭合。

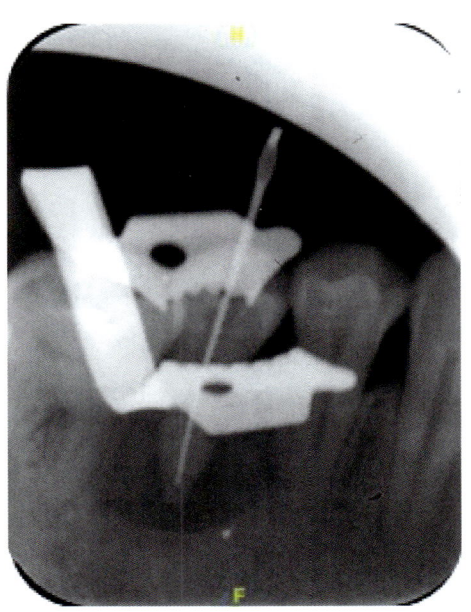

图 8-4 45 确定工作长度

治疗

45 橡皮障隔湿去暂封，根管内有少量灰黑色渗出液，清理根管，2%氯亚明辅以超声荡洗，纸尖吸干后根管内封氢氧化钙糊剂，氧化锌丁香油粘固粉暂封。

（3）第三次复诊（患牙无不适）

检查

45 𬌗面暂封，无松动，无叩痛，颊侧黏膜开窗未闭合。

治疗

45 橡皮障隔湿去暂封，根管内无渗出、无异味，超声荡洗去除根管内氢氧化钙，纸尖吸干后 AHplus 糊剂＋60 号标准牙胶尖（2%锥度）。X 线片显示，根管内高密度阻射影距离根尖约 2 mm，取出牙胶尖，根管长度测定仪测

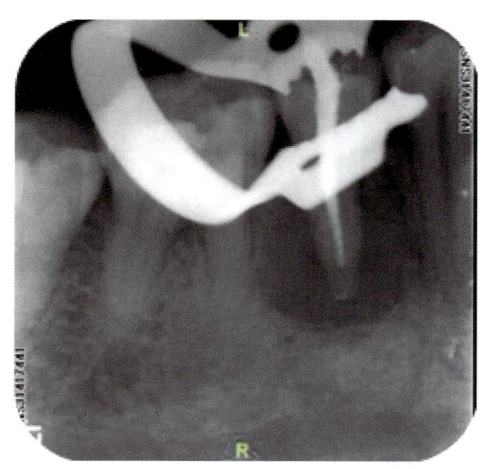

图 8-5　45 根管充填

量仍为原工作长度,重新根充,冷侧压加密充填,复合树脂充填合面,调𬌗,抛光。

(4) 第四次复诊(根管充填后 4 周就诊,患牙无不适)

检查

45 颊侧黏膜开窗仍未闭合。

建议:

1) 拍摄 CBCT 评估根尖病损情况;

2) 牙周科会诊,共同制订后续治疗方案。

2. 术前评估

(1) CBCT 检查

CBCT 检查显示,45 根尖周大范围骨质缺损区域。

横截面显示,45 根尖颊侧骨质缺损,颊侧骨板完全消失,近远中径最大处达 10 mm(图 8-6)。

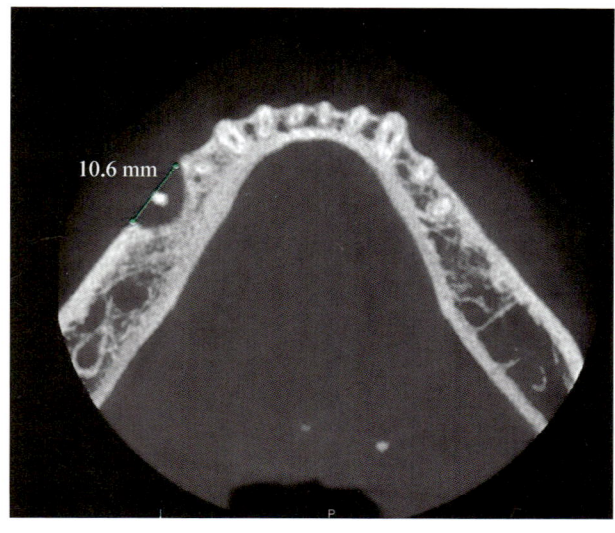

图 8-6　45 横截面显示,根尖颊侧骨质缺损,颊侧骨板完全消失,近远中径最大处达 10 mm

第一部分　病例

冠状面和矢状面显示,45 根尖骨质破坏,累及到牙根近中侧、远中侧和舌侧的中 1/3 区域的牙槽骨,牙根仅有颈 1/3 与牙槽骨相连,牙根中 1/3 和尖 1/3 悬空于骨腔中(图 8-7,图 8-8 和图 8-9)。

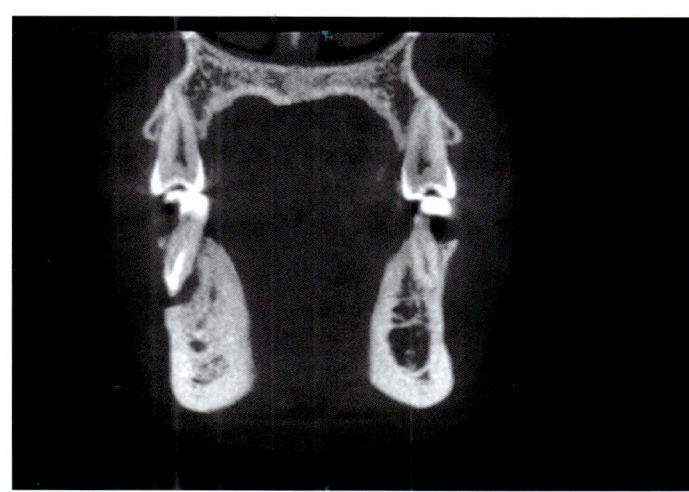

图 8-7　45 冠状面显示,根尖骨质破坏延伸至舌侧根中 1/3 区域的牙槽骨

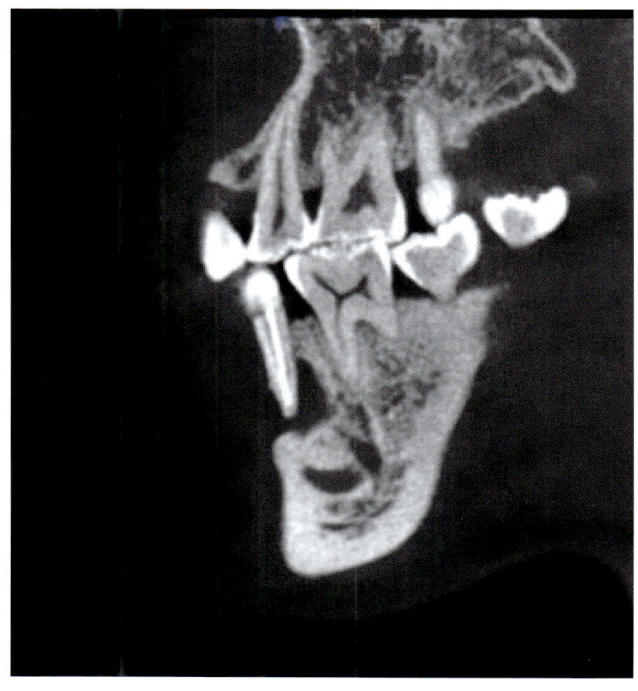

图 8-8　45 矢状面显示,根尖骨质破坏延伸至远中侧根中 1/3 区域的牙槽骨

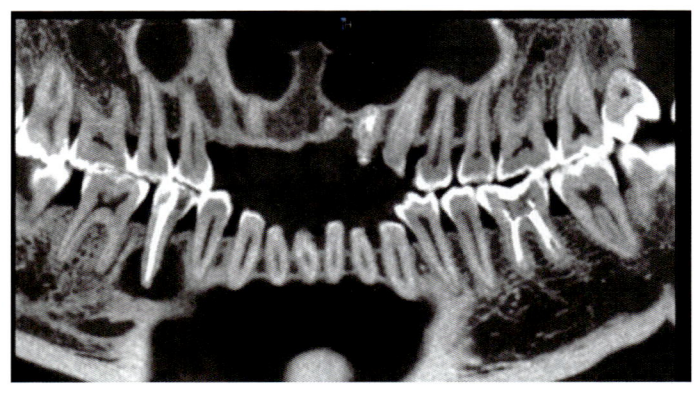

图 8-9 全景模式显示,45 根尖骨质破坏延伸至牙根近中侧和远中侧的根中 1/3 区域的牙槽骨

(2) CBCT 分析

1) 冠根比:根据牙 CT 上测量数据可得患牙冠根比接近 1∶2(图 8-10),即使在术中切除 3 mm 根尖,仍能维持一个较稳定的冠根比例。

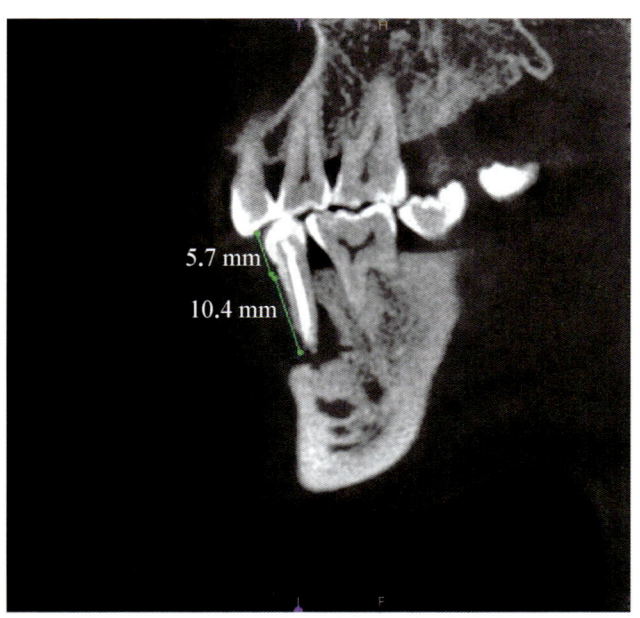

图 8-10 45 矢状面显示,冠根比接近 1∶2

2) 临近重要的解剖结构:根据解剖结构,下牙槽神经往往于下颌第一、第二前磨牙间的颏孔出下牙槽神经管,CBCT 分析显示,患牙根尖距离下牙槽神经管较远,离颏孔也有一定的距离(图 8-11,图 8-12)。

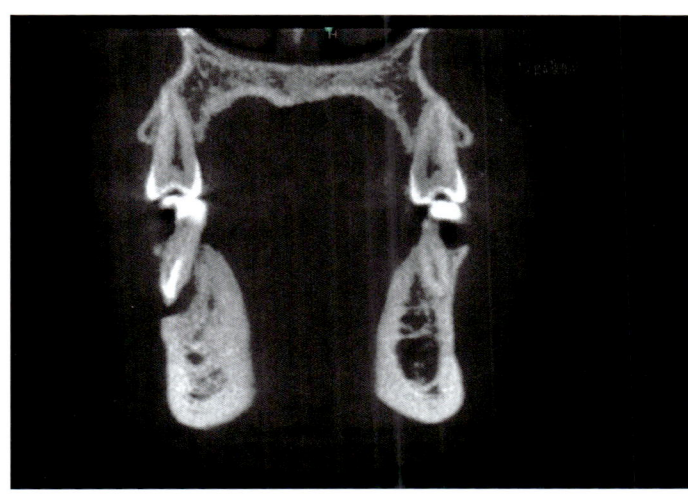

图 8-11 45 冠状面显示,根尖距离下牙槽神经管较远

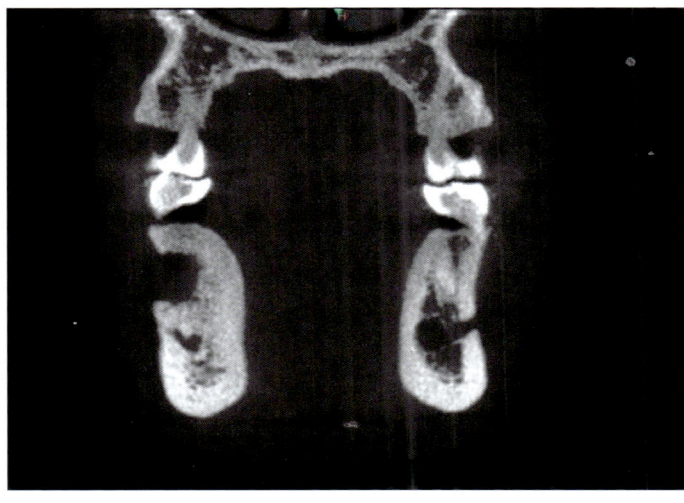

图 8-12 45 冠状面显示,根尖距离颏孔也有一定的距离

3)牙根角度:CBCT 测量结果显示,患牙根尖存在一定颊向倾斜,倾斜角为 14°。提示,在术中翻瓣后进一步检查,必要时修整根尖外形(图 8-13)。

3. 牙周基础治疗

根据牙周科会诊的检查结果:

建议牙体和牙周联合治疗,拟行根尖手术 + 植骨术 + 引导组织再生 + 结缔组织瓣移植术。

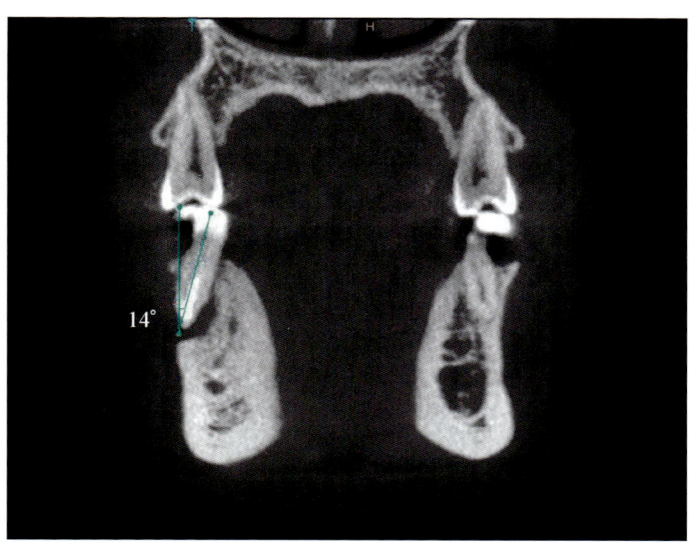

图 8-13 45 冠状面显示,根尖朝向颊侧倾斜,倾斜角为 14°

患牙的牙龈生物型为薄型,告知患者未来有牙龈退缩的风险,必要时可能行二次手术。

常规实验室检查,包括血常规、凝血功能、三对半、TRUST、HIV。

牙周基础治疗(龈上洁治+龈下刮治),并对黏膜开窗处进行了初步清创(图 8-14)。

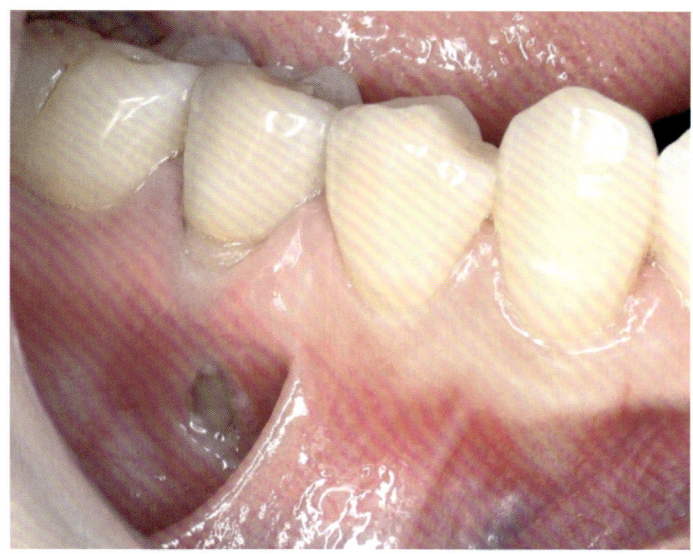

图 8-14 牙周基础治疗(龈上洁治+龈下刮治),并对黏膜开窗处进行了初步清创

4. 手术

(1) 消毒

75%乙醇棉球沿口唇为中心,同心圆状擦拭皮肤。1%碘伏棉球消毒口腔牙龈黏膜。

(2) 局部麻醉

4%阿替卡因+1∶100 000肾上腺素局部浸润麻醉。

(3) 手术切口

从44近中、45、46近中作保留龈乳头的沟内切口,于44近中、46近中分别作垂直附加切口(图8-15)。

(4) 翻瓣

手术显微镜下,骨膜分离器分离黏骨膜全厚瓣,见45颊侧骨板完全缺失,牙根的颊面完全暴露。在

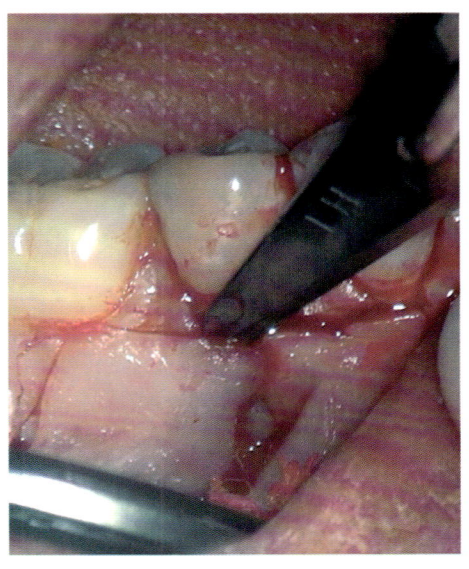

图8-15 手术切口

牙根颊侧中1/3的根面有一横向线状凹陷,探查未与根管相通(图8-16)。

(5) 根尖切除术和根尖刮治术

手术显微镜下,仰角高速涡轮手机垂直于牙体长轴切除3 mm根尖组织。刮除根尖病损组织,送病理检验。肾上腺素纱条填塞止血(图8-17)。

(6) 根尖倒预备

手术显微镜下,超声波治疗仪配合"L"形超声工作尖,行根尖倒预备,去除根尖部分牙胶尖,超声倒预备根管约3 mm(图8-18)。

(7) 根尖倒充填

手术显微镜下,生理盐水冲洗根尖及骨腔,清洁干燥倒预备处根管,干燥根管后使用 iRoot BP(Innovative Bioceramix Inc,加拿大)生物陶瓷材料行倒充填(图8-19)。

(8) 根面处理

超声根面平整后,使用17%EDTA处理根面,生理盐水冲洗,完成根面处理,搔刮牙槽窝,使得血液充盈(图8-20)。

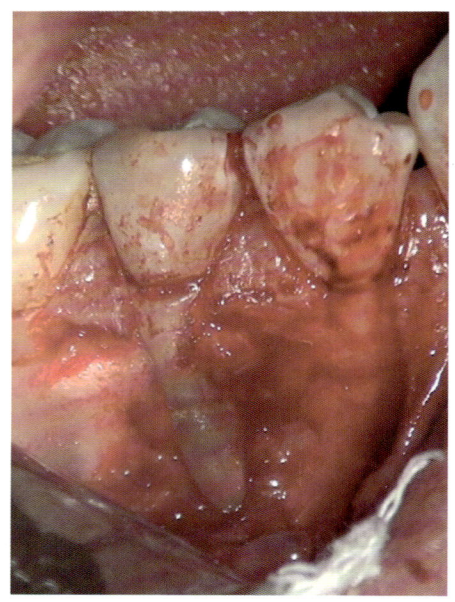

图8-16　45颊侧骨板完全缺失,牙根的颊面完全暴露,中1/3的根面有一横向线状凹陷

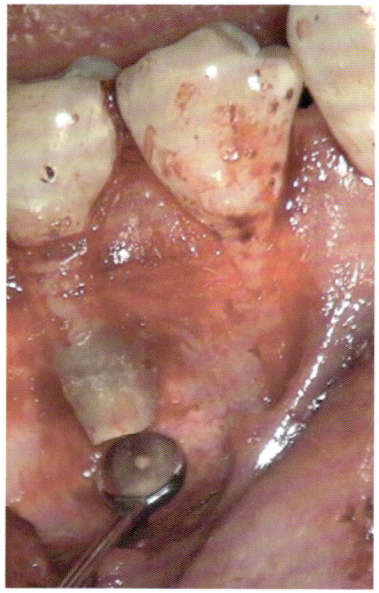

图8-17　45根尖切除面

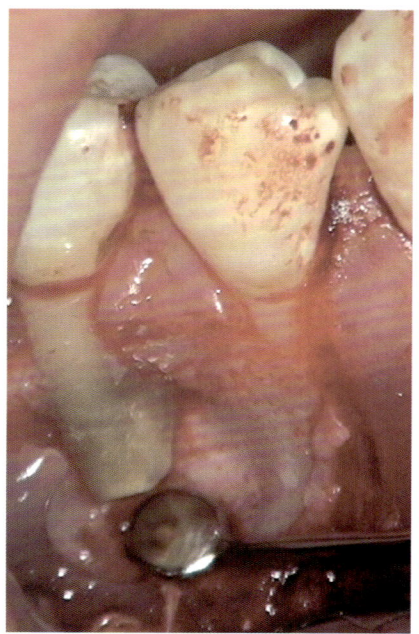

图8-18　45根尖倒预备后

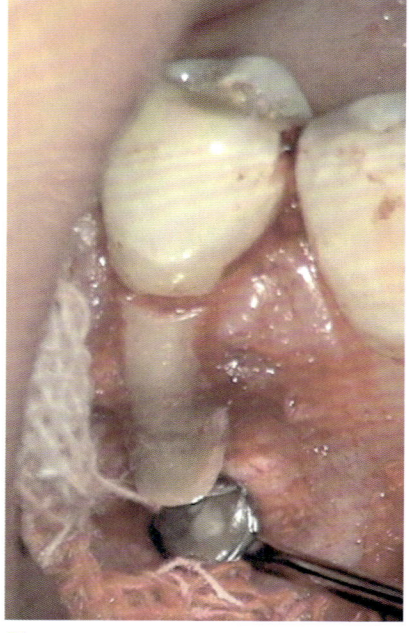

图8-19　45 iRoot BP生物陶瓷材料行倒充填

第一部分 病例

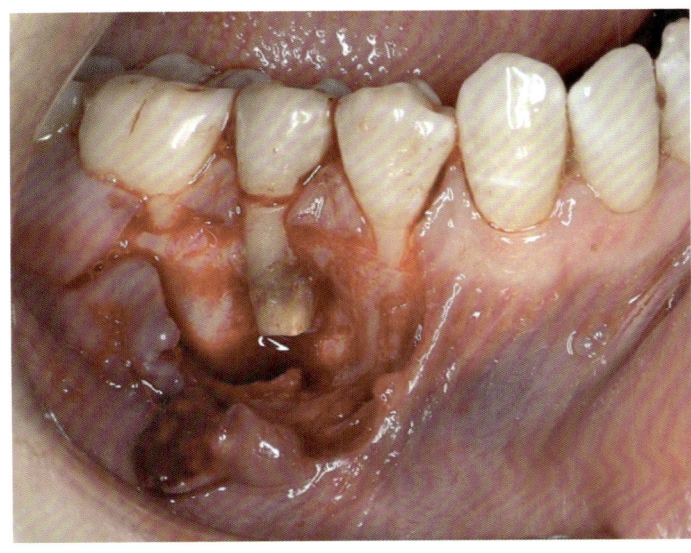

图 8-20 45 根面处理及骨腔搔刮

(9) 取结缔组织瓣

右侧上颌第一磨牙至第一前磨牙腭侧取结缔组织瓣,修整去上皮(图 8-21),上颌腭侧纱布打包加压悬吊缝合封闭创面。

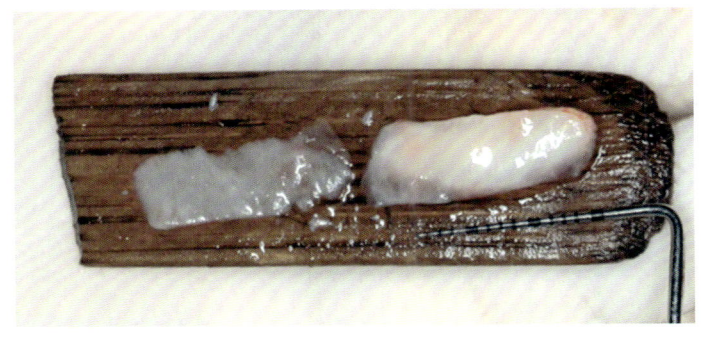

图 8-21 结缔组织瓣

(10) 填 Bio-Oss 骨粉

使用 Bio-Oss 骨粉充填根尖缺损及部分根面(图 8-22)。

(11) 缝合结缔组织瓣

刮除瓣内壁肉芽,盖 Bio-Gide 生物膜,缝合结缔组织瓣,下图为缝合示意图(图 8-23)。

(12) 缝合

6-0 线、5-0 线严密缝合,关闭创面(图 8-24)。

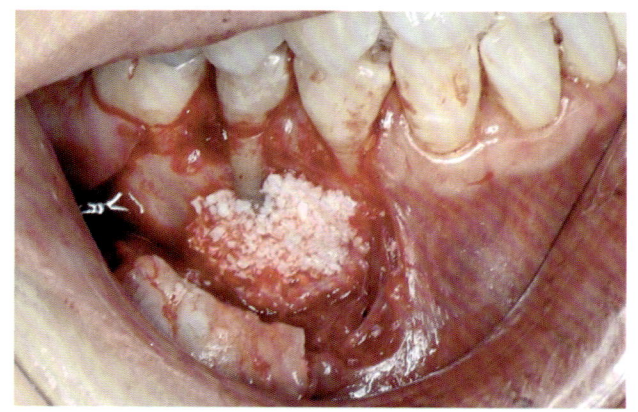

图 8-22 45 骨缺损区充填 Bio-Oss 骨粉

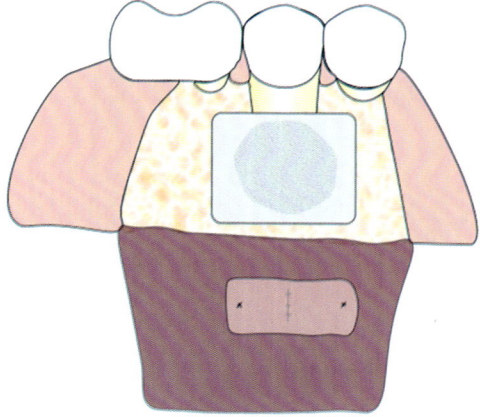

图 8-23 结缔组织瓣缝合示意图

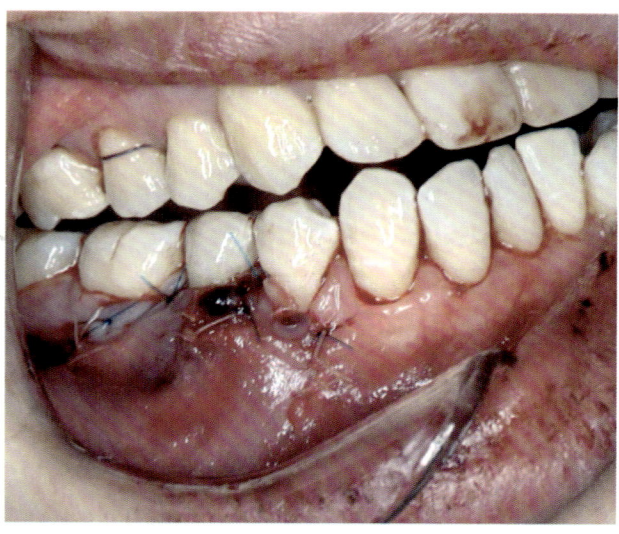

图 8-24 6-0 线、5-0 线严密缝合

(13)病理报告显示

"右下后牙区"病变符合根尖囊肿。囊壁样组织 0.8 cm×0.4 cm×0.4 cm,灰红。

(14)术后 2 周拆线,嘱术后随访

5. 术后随访

(1)术后 2 月

主诉

无不适。

检查

45 殆面树脂充填体在位,无松动,无叩痛,45 创面愈合,牙龈无红肿(图 8-25)。

右上腭侧创面愈合。

辅助检查

根尖片示:45 根尖区根管内高密度影密合,与根管内高密度阻射影间有一小间隙,根尖无阴影(图 8-26)。

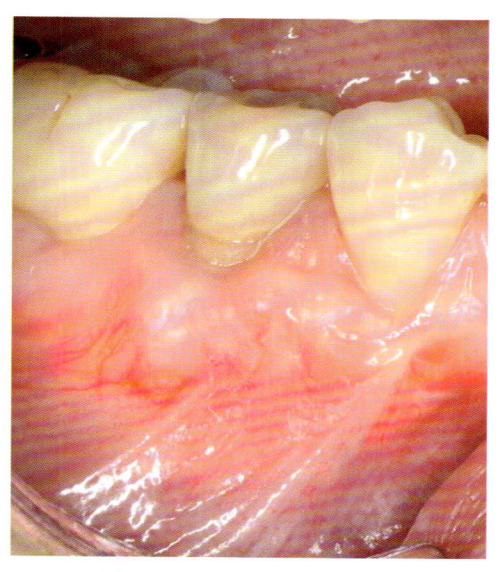

图 8-25　45 颊侧牙龈无红肿

(2)术后 3 月

主诉

无不适。

检查

45 殆面树脂充填体在位,无松动,无叩痛,牙龈无红肿。

辅助检查

根尖片示:45 根尖区根管内高密度影密合,根管内高密度阻射影间有一小间隙,根尖未见异常(图 8-27)。

(3)术后半年

主诉

偶感根尖处有酸胀感,无肿痛。

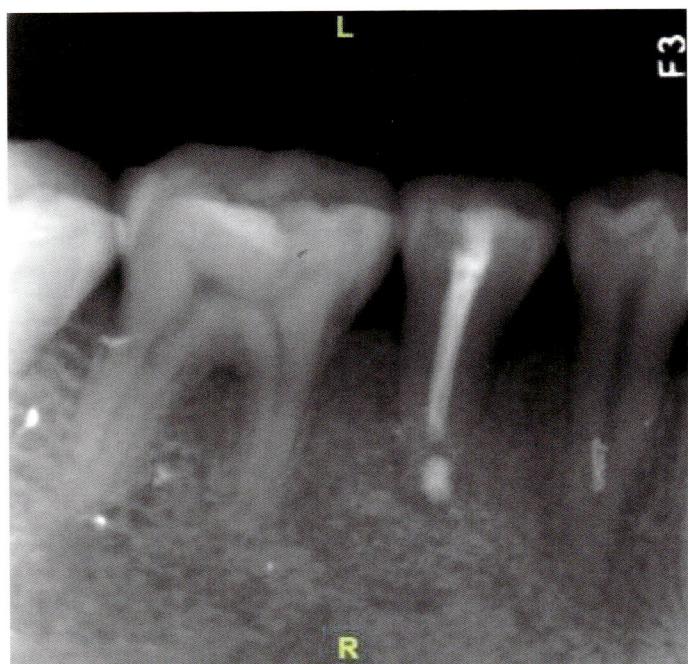

图 8-26 45 根尖倒充填密合，根尖无阴影

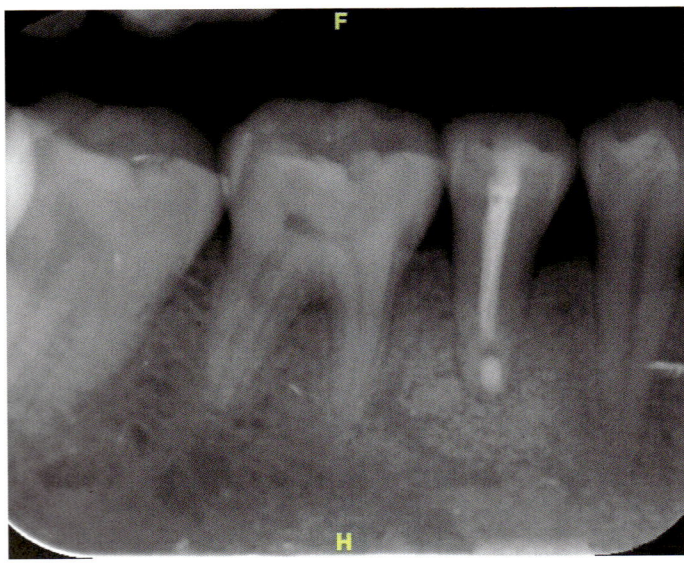

图 8-27 45 根尖倒充填密合，根尖无阴影

第一部分 病例

检查

45 秴面树脂充填体在位,无松动,无叩痛,原牙龈开窗处愈合良好,无牙龈退缩(图 8-28)。

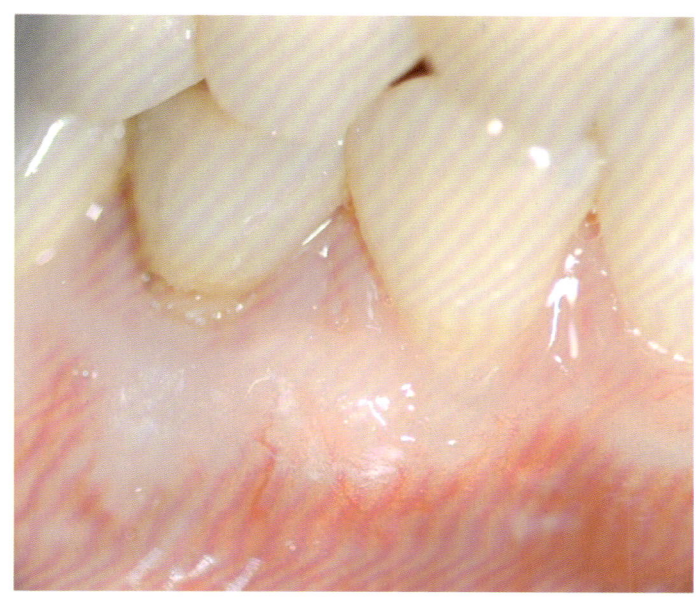

图 8-28 45 颊侧牙龈愈合良好,无红肿,无牙龈退缩

辅助检查

根尖片示:45 根尖区根管内高密度影密合,根管内高密度阻射影间有一小间隙,根尖无阴影(图 8-29)。

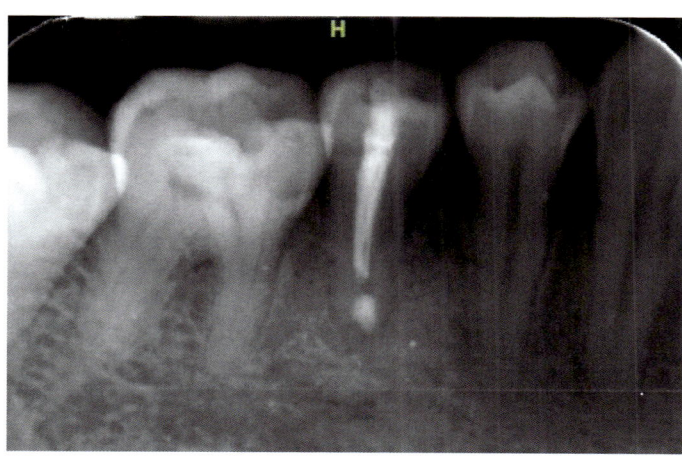

图 8-29 45 根尖区根管内高密度影密合,根管内高密度阻射影间有一小间隙,根尖无阴影

（4）术后一年

主诉

无不适。

检查

45 𬌗面树脂充填体在位，无叩痛，无松动，原牙龈开窗处愈合良好（图8-30），无牙龈退缩，牙周探诊深度2 mm（图8-31）。

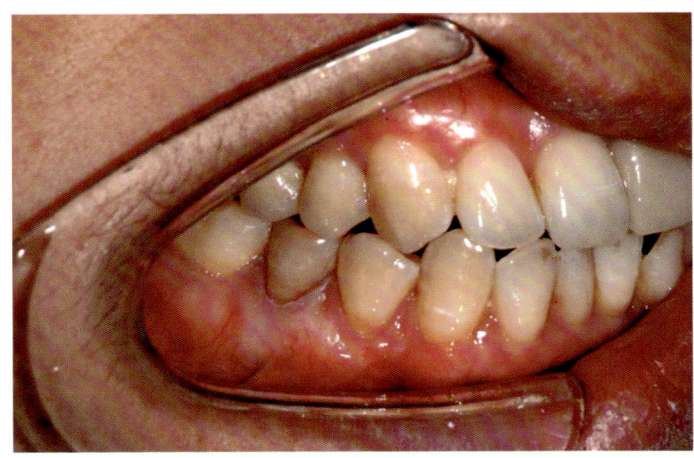

图8-30 45颊侧牙龈愈合良好，无红肿

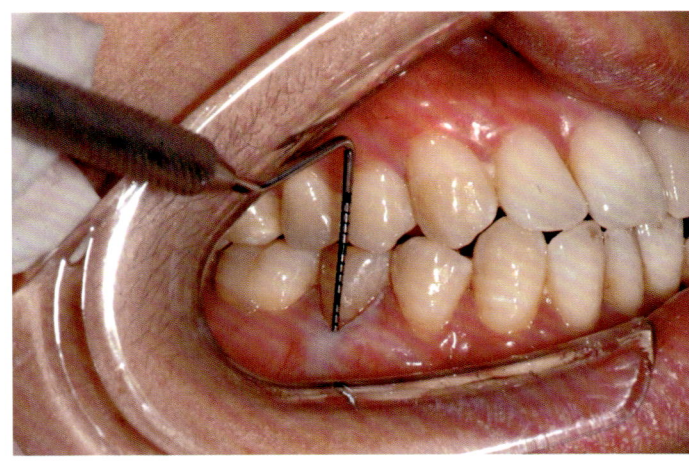

图8-31 45颊侧牙周袋探诊深度2 mm

辅助检查

CBCT示：45根管内高密度阻射影不连续，根尖区根管内高密度阻射影密合，根尖周高密度阻射影与周围骨小梁有所融合（图8-32～图8-35）。

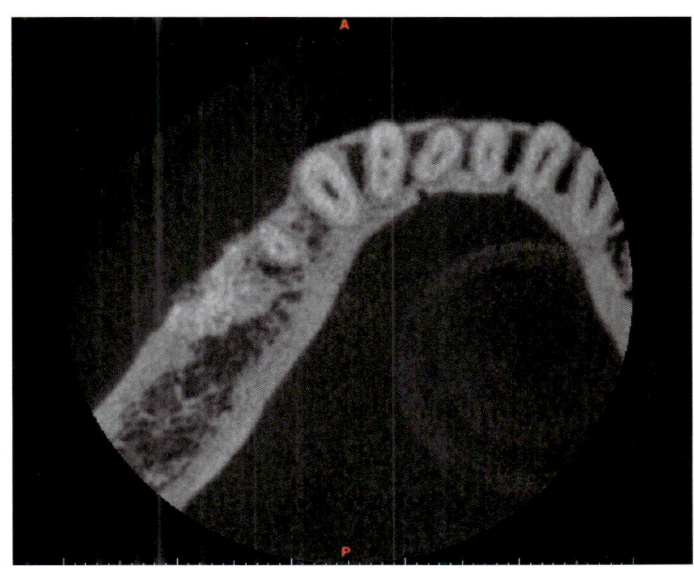

图 8-32 45 根尖周高密度阻射影与周围骨小梁融合

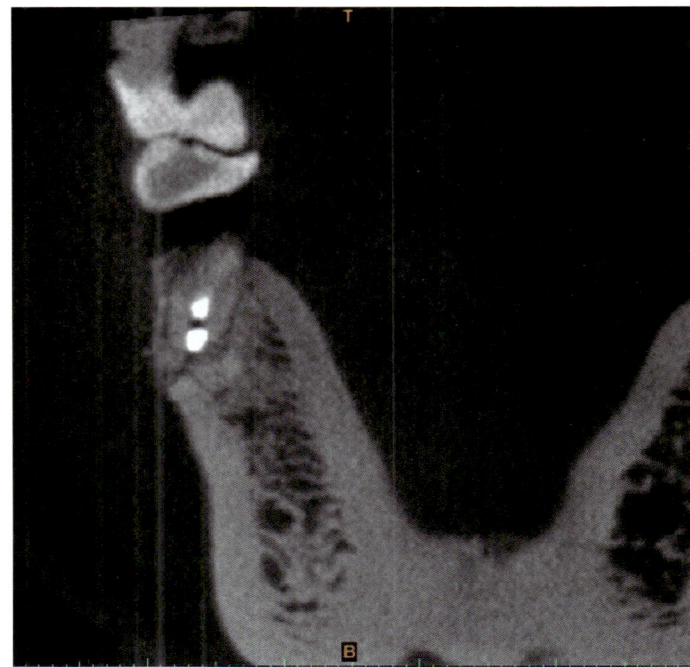

图 8-33 45 根管内高密度阻射影不连续

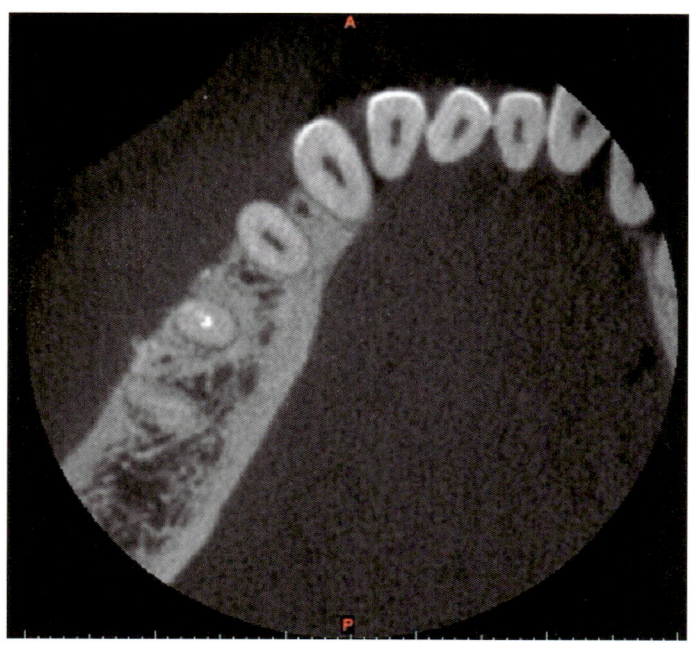

图 8-34 45 根尖周高密度阻射影与周围骨小梁融合

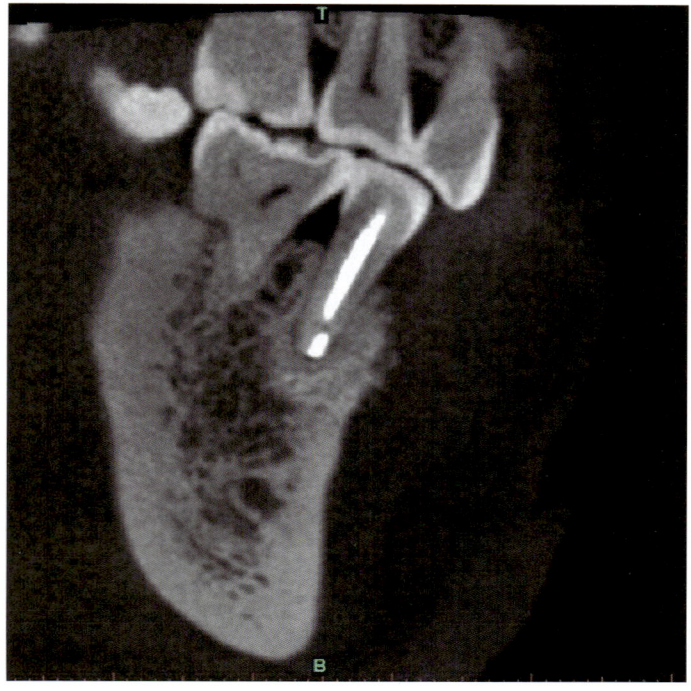

图 8-35 45 根管内高密度阻射影不连续,根尖周高密度阻射影与周围骨小梁融合

CBCT 三维重建显示：45 颊侧可见颗粒状类骨密度影像覆盖根面约 1/3,邻面牙槽嵴高度与邻牙接近(图 8-36)。

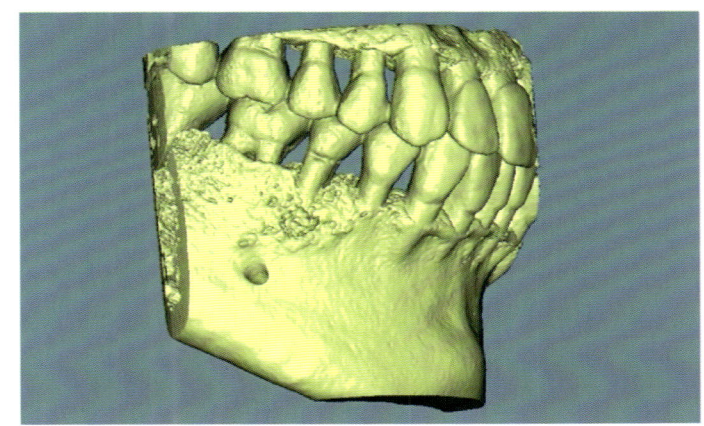

图 8-36 45 三维重建显示,颊侧可见颗粒状类骨密度影像覆盖根面约 1/3,邻面牙槽嵴高度与邻牙接近

二、讨论

1. 慢性根尖周炎(chronic apical periodontitis)

慢性根尖周炎是因根管内长期存在感染及病源刺激物而导致的根尖周围组织慢性炎症反应,表现为炎症性肉芽组织的形成和牙槽骨的破坏,病理类型可有根尖肉芽肿、慢性根尖周脓肿、根尖周囊肿和根尖周致密性骨炎。

据统计,畸形中央尖(abnormal central cusp)中国人的发生率为 1.29%～3.52%,其形成由于牙发育期牙乳头组织向成釉器突起形成牙釉质和牙本质,半数的畸形中央尖内有髓角伸入。当尖锐的畸形中央尖达到𬌗平面时,因上下牙齿咬𬌗这些尖锐的畸形牙尖常常会发生折裂,多数发生于建𬌗初期。由于这个时期的根尖尚未完全闭合,根尖引流通畅,因而即使牙髓坏死根尖周炎组织有炎症,其根尖及根管内的压力并不会很大,许多患者并不会表现出任何明显的临床症状。而此时牙根尚处于发育阶段,因此有很多患牙牙髓感染后发育停滞,根尖闭合不全甚至完全敞开。

骨开裂或骨开窗是一种非病理状态下牙周正常表现中的一种形式,但它们的出现可能会对牙周治疗、牙髓治疗、根尖手术或种植带来不利的影响。牙根突度过大、牙齿与颌骨不协调、牙齿错位、正畸都可能导致开裂或开窗的发生,过重的咬𬌗力也可能是其病因或促进因素。

该患牙的病因分析:

经口腔检查,可以在患者的右下第二前磨牙𬌗面看到一个畸形中央尖的断面,这极有可能是引起这颗牙齿牙髓感染的来源。而且根据根尖片表现可以看到虽然患牙根尖已经闭合,但根管影像很粗大,且病损范围较大,这也提示我们患牙极有可能感染的时间较长。此外患者长期以来没有任何临床症状,仅在牙龈开窗溢脓后才意识到患牙有问题,因而很可能与许多畸形中央尖折断的患者一样,在根尖发育期或根尖发育完成后不久就发生了畸形中央尖的折裂,导致牙髓暴露,由于根尖孔较为粗大,即使根尖发生感染,根尖产生的水肿及坏死物质也不会产生很大的压力,因此许多患者长期慢性感染却没有明显的不适症状。

该患者口内卫生情况良好,牙周探诊深度均在正常范围内,牙周情况良好,因而也能排除由牙周途径感染造成病损。并且牙髓活力测试较对照牙无反应,进一步印证了牙髓感染是导致其根尖周炎合并黏膜开窗的病因。

但并不是所有的根尖周感染都会引起黏膜开窗,根尖周炎在牙龈上出现的表征以瘘管窦道、牙龈肿胀为主,开窗则较为少见。软组织开窗根据部位不同,可分为黏膜开窗、牙龈开窗、根尖开窗。引起开窗的因素如下:牙槽骨骨皮质较薄、牙根唇倾、骨质缺损的慢性根尖周炎、牙齿错位、正畸治疗等。该患牙开窗处位于牙槽黏膜上,因而为黏膜开窗。分析患牙之所以出现黏膜开窗,可能与患牙牙体长轴向舌侧倾斜、咬𬌗应力集中、根尖病损破坏较多导致病损区域骨质较薄有关。虽然没有检测到咬𬌗干扰,但在患者没有横向刷牙史的情况下仅单颗牙齿颈部出现了楔状缺损。楔状缺损如果是由于不良的横向刷牙习惯造成的,通常不可能仅仅累及单颗牙齿,而表现为某些区域多个牙受累,且追问病史,患者表示并无横向刷牙习惯。因此,造成该患牙出现楔状缺损极有可能是咬𬌗应力在此处集中所致。

除了上述因素之外,可以看到患牙较邻牙的附着龈也较窄,再加之紧邻的前方颊系带牵拉,都可能促进了患牙黏膜开窗的形成。

2. 术式考虑

(1) 选择手术的原因

对于大部分慢性根尖周炎都可以通过非手术的根管治疗治愈,有窦道、

第一部分　病例

瘘管的患牙通常在控制感染后在根管治疗后短期内甚至治疗过程中窦道瘘管就可逐渐闭合。但是该患牙在经过根管治疗后1个月复查时开窗处并无愈合的倾向，而开窗又成为与口腔污染环境相通的通道。通过拍摄CBCT发现其颊侧骨质已完全丧失，病损的范围较大，达到了10 mm×6 mm，口内的细菌可以"畅通无阻"地通过开窗出入病损干扰愈合进程。此外通过与牙周病科进行的会诊，患牙的牙龈生物型为薄型，附着龈较窄，长期的慢性感染使得此处的牙龈质地较脆，使得周围软组织愈合的张力也较大。出于以上种种考虑，我们选择了与牙周联合在进行根尖手术的同期进行膜龈手术修复开窗。

（2）切口设计

由于患牙颊侧的牙槽骨几乎完全消失，且病损范围较大，因而考虑采用前后略微延伸的沟内切口暴露整个颊侧根面及病损。另外，由于患者的牙周情况较为良好，且其牙龈生物型为薄型，因而为了避免术后邻面的龈乳头退缩，决定行保留龈乳头的手术切口。因此，手术切口设计如下图所示（图8-37）。

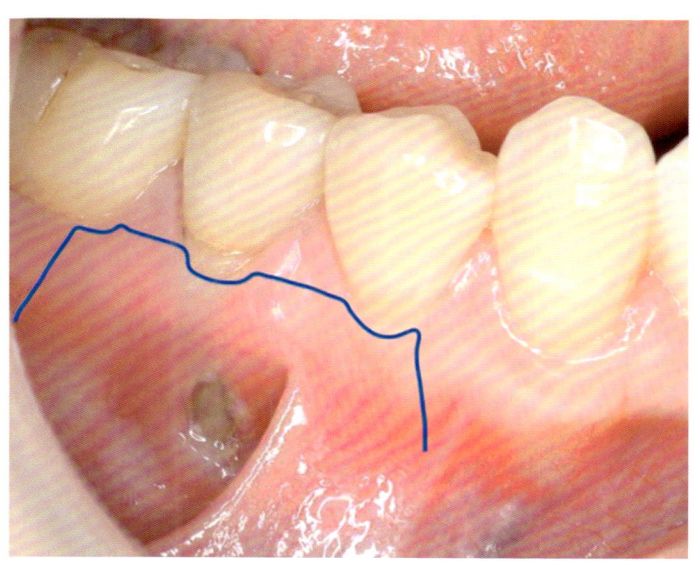

图8-37　45手术切口保留牙龈乳头

（3）骨质病损的处理

Von Arx & Cochran根据根尖手术中使用屏障膜的情况将根尖骨质缺损分Ⅰ、Ⅱ、Ⅲ三大型，每个大型下又分为a、b两个亚型（图8-38）。Ⅰ型为仅存在根尖的骨质缺损，根据其是否存在骨皮质穿通分为Ⅰa型和Ⅰb型；

Ⅱ型则不论是否存在骨皮质穿通，除了根尖骨质缺损外，还存在边缘骨质缺损即为Ⅱ型，根据两种缺损是否相通分为Ⅱa型和Ⅱb型；Ⅲ型为邻面侧方或根分叉处的骨质缺损，根据其是否与边缘缺损相通分为Ⅲa型和Ⅲb型。

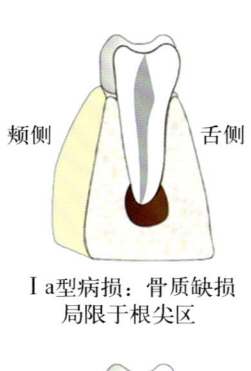
Ⅰa型病损：骨质缺损局限于根尖区

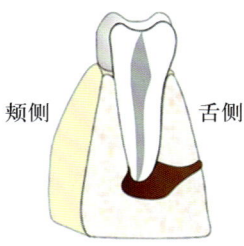
Ⅰb型病损：根尖病损突破舌侧皮质骨

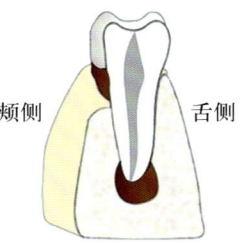
Ⅱa型病损：根尖病损伴牙槽嵴顶骨缺损，两者不相通

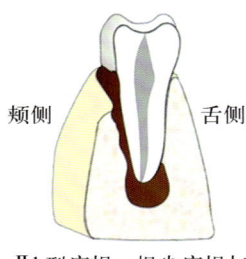
Ⅱb型病损：根尖病损与牙槽嵴顶骨缺损相通

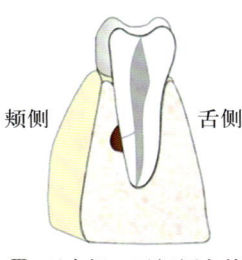
Ⅲa型病损：牙根侧方的骨质缺损

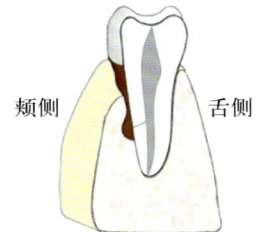
Ⅲb型病损：牙根侧方病损与牙槽嵴顶骨缺损相通

图 8-38　根尖骨质缺损的分类

其中Ⅱb亚型是根尖手术中具有极大挑战的一种类型。Skoglund和Persson随访了27例颊侧骨质完全缺失的患牙根切术后3年的情况，并未考虑到引导组织再生的原则，结果表明仅有37%的手术成功了，而文献报道的没有边缘型骨质缺损的根切手术成功率高达90%。但有动物实验的结果表明在未充填根尖骨质病损的情况下，使用聚乳酸柠檬酸酯可吸收屏障膜的Ⅱb型缺损骨质充盈率为89%，而未盖膜的对照侧为67%，但再生骨未能达到基线水平，这可能是由于颊侧骨质缺失，在没有充填的情况下膜紧贴根面塌陷所致。此后有较多病例报道在Ⅱb型缺损应用屏障膜后取得了较为理想的临床效果。

患牙根据CT结果显示其属于Ⅱb的类型。术中考虑使用屏障膜的作用一是可以保护稳定创面，为了组织再生创造理想的环境，二是也可以隔绝上皮细胞早期长入，为牙周附着再生提供空间。此外，在患牙的根尖病损处决定植入骨粉,一是可以消灭死腔,二是骨粉包绕整个牙根也可起到一定稳定患牙的作用,三是也能支撑表面的屏障膜防止术后骨面塌陷。

(4) 黏膜开窗的处理

黏膜开窗的治疗方法包括了直接拉拢缝合、转瓣、结缔组织瓣移植等。由于患者的牙龈生物型为薄型,且由于长期的根尖感染导致开窗处周围的组织较为薄脆,此外患牙处的附着龈宽度较窄,且邻近颊系带附丽,肌张力较大,强行拉拢缝合不但极易撕裂还可能会引起术后牙龈退缩的发生。

因此我们考虑通过膜龈手术的方法来处理颊侧黏膜开窗。膜龈手术最早是由弗里德曼(Friedman)于1957年提出的。1996年,温斯特罗姆(Wennstrom)提出膜龈治疗的概念:防止或纠正解剖性、发育性、创伤性或疾病诱导的牙龈、牙槽黏膜或牙槽骨病损的手术过程。实施膜龈手术的目的包括了牙龈软组织增量(增宽、增厚)和根面覆盖两方面。而对于本病例我们希望实现的目的即为牙龈软组织的增量。

牙龈软组织增量手术又包括了移植组织物、转瓣和前庭沟加深。其中不考虑通过转瓣的方式来关窗主要是由于担心邻近部位的角化牙龈宽度、厚度不足。而移植组织物包括游离瓣移植(Free gingival graft,FGG)、结缔组织移植(Connective tissue graft,CTG)。FGG是将自体整块带上皮的游离龈瓣移植到缺损区域,适应证为:非美学区域的牙龈退缩,而邻近区域角化牙龈不足,但腭部有足够宽度、厚度的角化牙龈(不含腭皱襞)。其优点为简单易操作、可增宽附着龈、可预见性好;其缺点则有如下几方面:供区术后易出血、疼痛不适;受区美学效果差;移植物易偏厚;存在组织收缩。CTG是将自体上皮下的游离结缔组织瓣移植到缺损区域。其最早是由伯顿·兰格(Burton Langer)与劳琳·兰格(Laureen Langer)在1985年提出的,适用于牙龈退缩以及修复、种植、正畸治疗中的软组织增量。2015年,一份来自美国牙周协会的系统综述报道CTG无论是在完全根面覆盖和角化牙龈增量方面,还是成本/收益比而言都是最为理想的选择,其2年以上的长期效果也较为稳定。由于移植的结缔组织血运有来自基底层及表面游离龈瓣的双层血供,术后存活可能性更大,效果更可预测。此外CTG能增加牙龈的厚度,而角化龈越厚牙龈退缩的风险就越小,其美观性也优于FGG。而其缺点与FGG类似,由于需要在供区取瓣因而会出现两个创面。综合以上考虑,本病例在根尖手术同期采用了结缔组织移植结合冠向复位的方式来关闭开窗,这样不仅能达到理想的软组织增量关闭开窗的目的,还能进一步预防术后引起的牙龈退缩。

参考文献

1. Kocsis G, Marcsik A, Kokai E, Kocsis K. Supernumerary occlusal cusps on permanent human teeth. Acta Biol Szeged, 2002, 46: 71-82.
2. von Arx T, Cochran DL. Rationale for the application of the GTR principle using a barrier membrane in endodontic surgery: a proposal of classification and literature review. Int J Periodontics Restorative Dent, 2001, 21(2): 127-39.
3. Langer B, Langer L. Subepithelial connective tissue graft technique for root coverage. J Periodontol, 1985, 56(12): 715-20.
4. Leandro Chambrone, Dimitris N Tatakis. Periodontal Soft Tissue Root Coverage Procedures: A Systematic Review From the AAP Regeneration Workshop. J Periodontol, 2015, 86(2 Suppl): S8-51.

病例九

一、病史

患者男性,26岁。

1. 主诉

右上前牙唇侧牙龈溢脓缓解3个月。

2. 现病史

右上前牙3个月前出现唇侧牙龈溢脓,2周后自行缓解。曾于3年前因外伤右上前牙完全脱出,脱出后患牙包于纸巾内于约40分钟至外院就诊行即刻再植固定,予以3天静脉输液抗感染,固定材料1天后自行脱落,未行后续治疗。再植后否认冷热刺激痛史,否认自发痛、夜间痛,否认咀嚼痛史。

3. 既往史

否认全身系统性疾病史,否认药物、食物过敏史,否认家族病遗传病史。

4. 检查

面部左右对称。张口度正常,张口型正常。双侧颞下颌关节未见明显异常。未触及颌面部肿大淋巴结。

11略唇侧错位,牙冠呈浅褐色(图9-1),腭面色素附着(图9-2),无叩痛,叩诊金属音,无松动,唇侧龈偏远中膜龈联合处可及一闭合瘘管,腭侧龈缘略显水肿,牙龈生物型薄龈型。

牙周探诊深度:颊侧(由近中至远中)2 mm - 1 mm - 2 mm,舌侧(由近中至远中)2 mm - 1 mm - 2 mm。

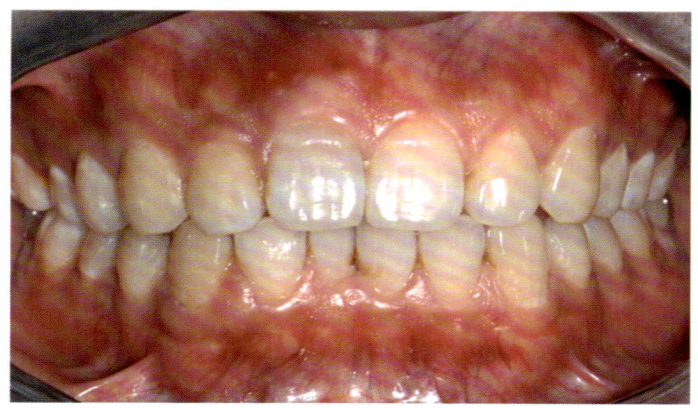

图 9-1 11 唇面观 箭头示意处可见唇侧膜龈联合处一闭合瘘管

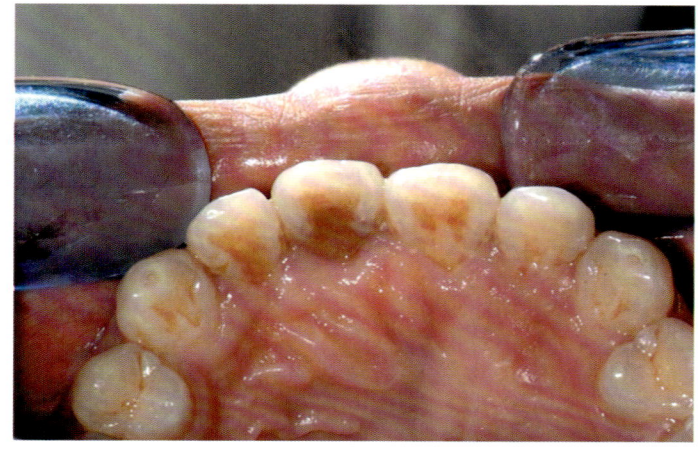

图 9-2 11 腭面观

正中咬𬌗、侧方咬𬌗均未扪及震颤。

牙髓电活力测试较对照牙无反应。

正中𬌗浅覆𬌗、浅覆盖约 2 mm。

口内 13-17、23-27、33-37、43-47 可见白垩色斑块,斑块处未及牙体缺损。

口内黏膜连续完整。系带附丽位置正常。

5. 辅助检查

根尖片示：11 牙根中 1/3 处近远中面牙体密度降低,近根管,根周膜间隙略增宽(图 9-3)。

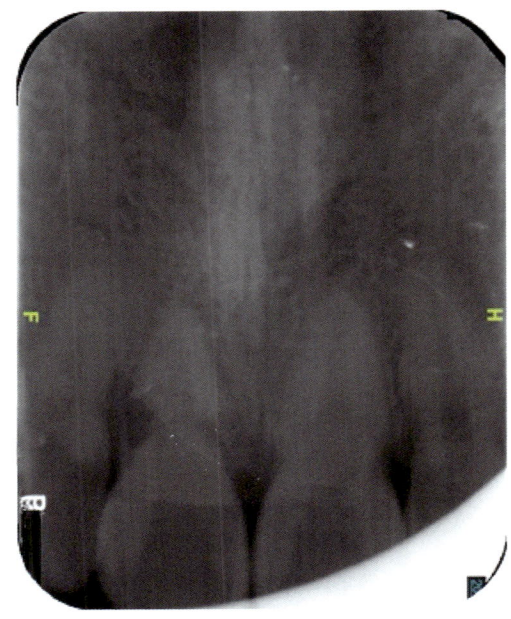

图9-3 根尖片：11根中1/3处近远中面牙体密度降低，近根管，根周膜间隙略增宽

CBCT示11可见牙根近、远中面距离根尖约5 mm处牙体密度降低，高度约3 mm，与根管相通，根尖段根管壁较健侧同名牙薄，根尖低密度影3 mm×3 mm×2.5 mm，颊侧牙根颈1/3处及近中骨板缺损（图9-4～图9-10）。

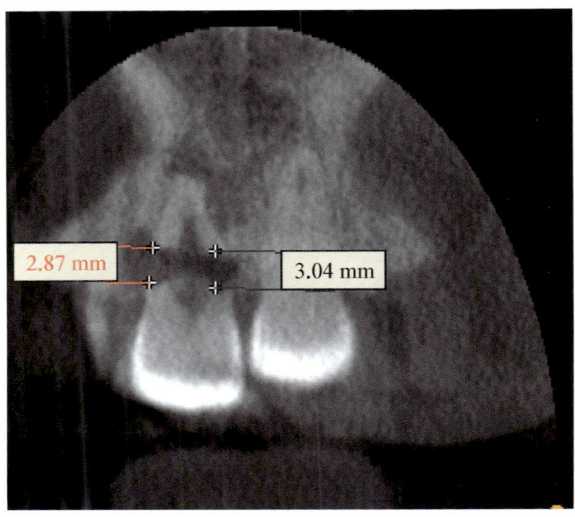

图9-4 牙根近远中面外吸收冠状面观，外吸收与根管相通

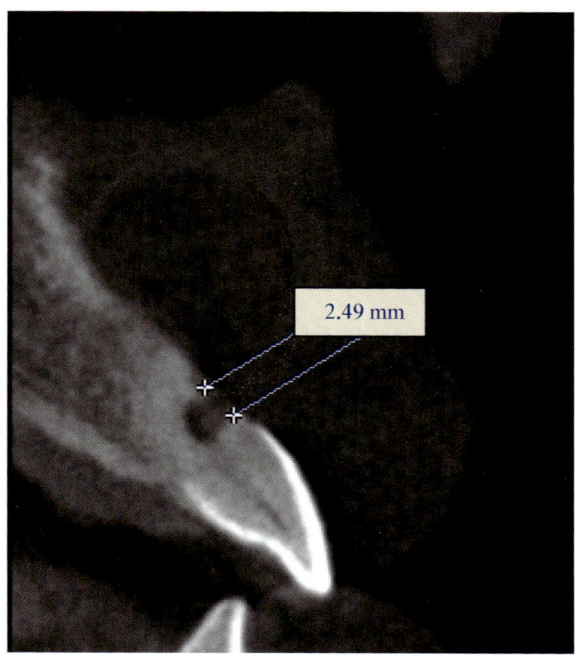

图 9-5 远中面牙根外吸收处高度矢状面观,唇侧骨板缺损达外吸收病损部位

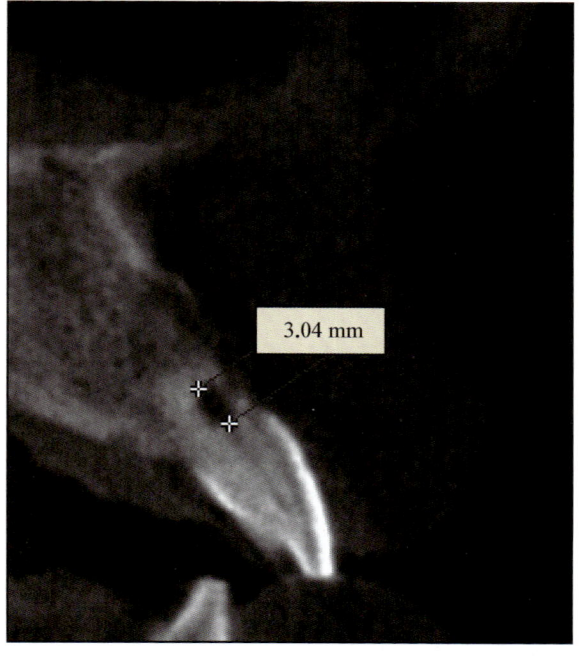

图 9-6 近中面牙根外吸收处高度矢状面观,唇侧骨板缺损达根尖1/3

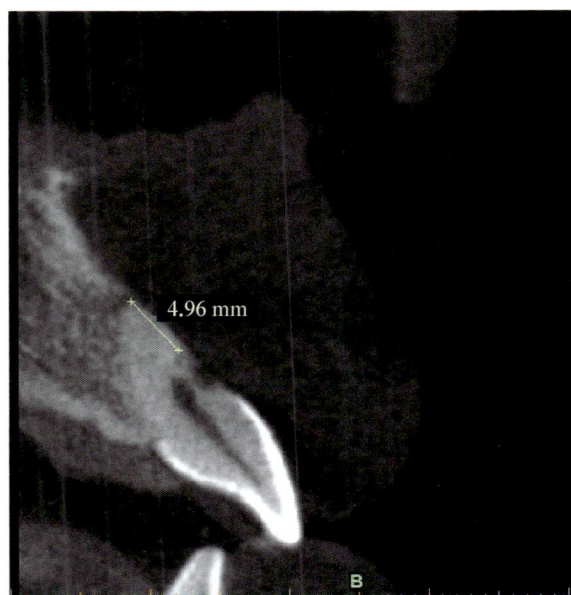

图 9-7 外吸收处距离根尖约 5 mm

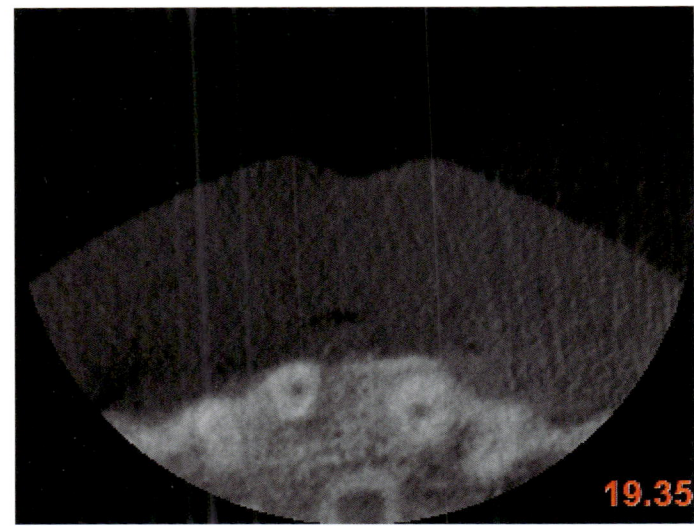

图 9-8 横断面观可见根尖处牙根较健侧同名牙根管壁薄

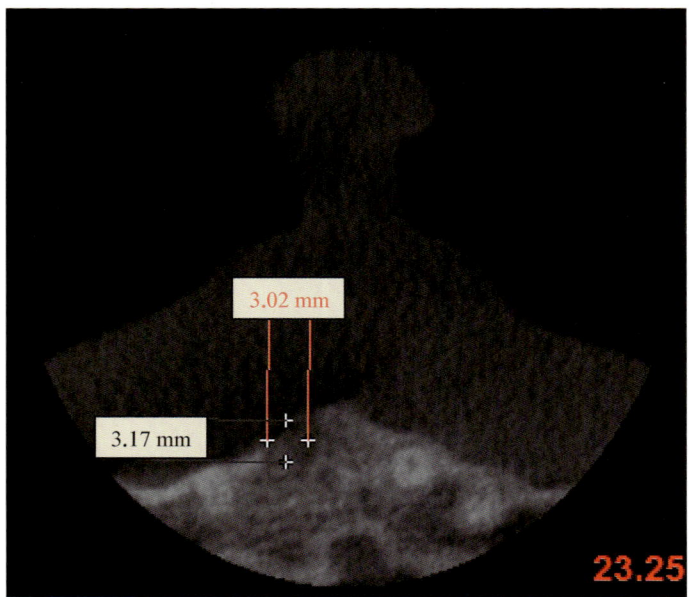

图 9-9 横断面根尖阴影尺寸

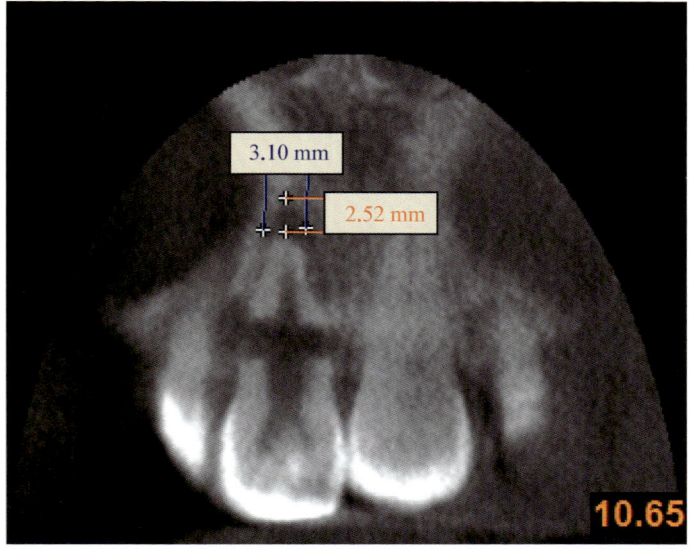

图 9-10 冠状面根尖阴影尺寸

6. 诊断

11 慢性根尖周炎、牙根外吸收

7. 诊断依据

患者 26 岁，右上前牙于 3 年前因外伤牙齿完全脱出，脱出后患牙包于纸巾内于约 40 分钟至外院就诊行即刻再植固定，予以 3 天静脉输液抗感染，固定材料 1 天后自行脱落，但后续未行进一步的复查及治疗，3 月前唇侧牙龈出现溢脓，再植后否认冷热刺激痛史，否认自发痛、夜间痛，否认咀嚼痛史。对于根尖孔已完全形成的恒牙全脱位后再植几乎都会出现牙髓坏死的结局，且该患牙在脱位后的保存方式也易造成牙根过于干燥而导致根面上牙周韧带组织的损伤。

根据临床检查显示，11 略唇侧错位，叩诊金属音，无松动，提示患牙再植后有骨粘连。牙冠呈浅褐色，唇侧龈偏远中膜龈联合处可及一闭合瘘管，牙周探诊深度均在正常范围内，牙髓电活力测试较对照牙无反应，提示牙髓已经坏死，3 个月前的牙龈溢脓的病因排除牙周来源，而是牙髓坏死后进一步引起根尖周感染所致。

影像学检查根尖片示 11 牙根中 1/3 处近远中面牙体密度降低，近根管，根周膜间隙略增宽。CBCT 示 11 可见牙根近、远中面距离根尖约 5 mm 处牙体密度降低，高度约 3 mm，与根管相通，根尖段根管壁较健侧同名牙薄，根尖低密度影 3 mm×3 mm×2.5 mm，颊侧骨板缺损，符合牙根外吸收的表现。据此诊断 11 是由于外伤全脱位再植后导致牙髓坏死而引起的慢性根尖周炎、牙根外吸收。

8. 治疗计划

（1）方案一：11 根管治疗同期行根管外科修复牙根外吸收

优点：保留了患牙。考虑到患者较为年轻，具备较强的修复能力，虽然牙根外吸收已进行到与根管相通的程度，但通过手术可以清除局部炎症组织，使用生物陶瓷材料进行修补，有望阻断硬组织的破坏活动，促进骨组织的再生修复。如果保牙治疗失败还可以选择方案二、三。缺点：治疗过程相对复杂，远期硬组织的恢复情况难以确定，骨粘连及替代性外吸收是否会继续进展难以预料。

（2）方案二：拔除 11 行牙槽嵴保存术后择期行种植修复

优点：拔除患牙将病损刮除，可以彻底消除病变。

缺点：临床检查提示患牙有骨粘连，拔除患牙过程中可能引起部分骨质缺损。此外患牙位于前牙美学区，修复时需考量美学因素。

（3）方案三：拔除 11 后择期行固定桥/活动义齿修复

优点：拔除患牙将病损刮除，可以彻底消除病变。

缺点：固定桥修复需要对邻牙进行牙体预备，势必损伤健康的牙体组织，且在此过程中稍有不当可能造成穿髓可能，对健康邻牙带来的损伤是不可逆的。活动桥修复需要每日摘脱，有异物感，且如果修复体与邻牙相邻区域的口腔卫生无法做好则容易导致邻牙发生龋坏、牙周疾病。

考虑到患者的年龄，如能保留患牙尽量延后种植和其他修复方式的到来是更为理想的治疗方式，因此在与患者沟通后选择了方案一。

二、治疗

1. 首次就诊

（1）术前谈话

告知患者治疗过程中及术后可能出现的情况和意外，如麻醉意外、出血、神经血管损伤、术后牙龈及面部肿胀、疼痛、感染等，患牙外吸收复发、根折等不良预后。

（2）处理

完善手术前检查，包括血常规、出凝血时间等。

2. 第二次就诊（手术过程）

（1）消毒

1%碘伏棉球消毒口腔牙龈黏膜。75%乙醇棉球沿口唇为中心，同心圆状擦拭皮肤。

（2）口腔局部麻醉

4%阿替卡因＋1∶100 000 肾上腺素行术区局部浸润麻醉。

(3) 手术切口

手术显微镜下,12、11、21 沿唇侧牙龈作沟内切口,12 近中垂直切口,21 近中垂直切口,避开唇系带(图 9-11)。

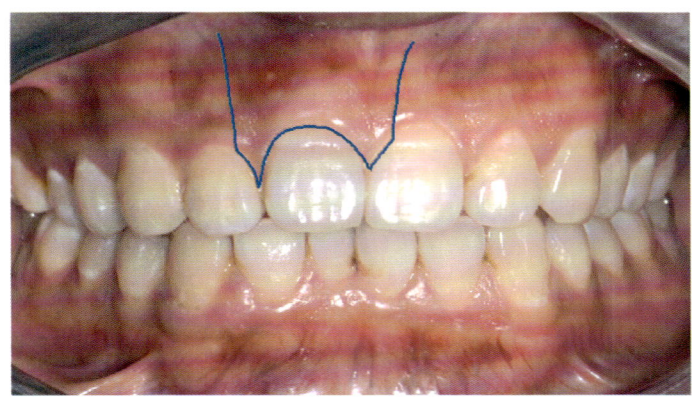

图 9-11 手术切口示意图

(4) 翻瓣

手术显微镜下,用骨膜分离器分离牙龈,至暴露 11 根尖区域,显示 11 唇侧颈 1/3 及远中骨壁破坏,牙根近、远中颈 1/3-根中 1/3 处牙根外吸收,外吸收处为肉芽组织所替代,近中根面相邻牙槽骨也有部分吸收(图 9-12)。

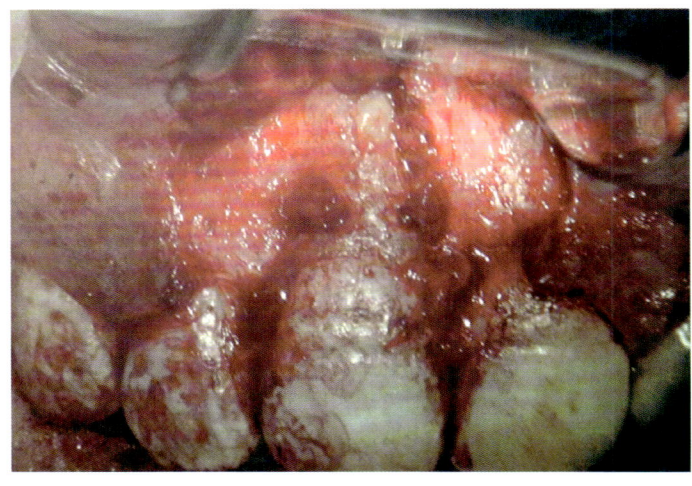

图 9-12 切开翻瓣后暴露 11 牙根,可见位于牙根颈 1/3 处外吸收病损

(5) 刮除肉芽组织

使用挖匙、Gracey 龈下刮治器及超声工作尖刮净牙根及牙槽骨处的肉芽组织。

(6) 一次性根管治疗

橡皮障隔湿下 11 开髓,清理根管,根尖定位仪确定工作长度,根管预备至 60♯,超声荡洗,AHplus 糊剂+牙胶尖热垂直加压充填,复合树脂粘结修复(图 9-13)。拆除橡皮障,外吸收处部分牙胶外溢,可见少量糊剂溢出唇侧开口处根尖孔(图 9-14)。

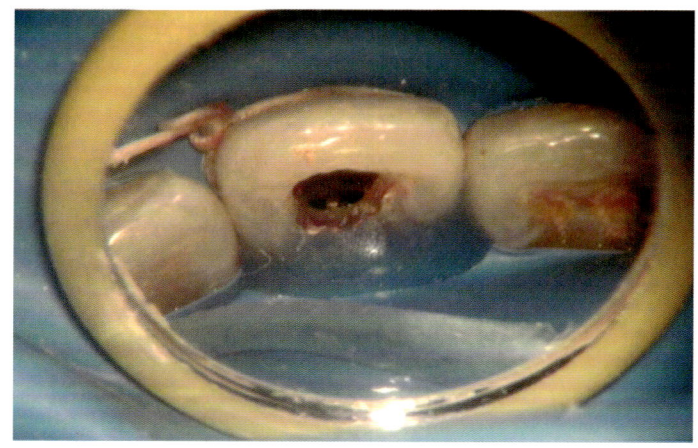

图 9-13 手术同期行根管治疗

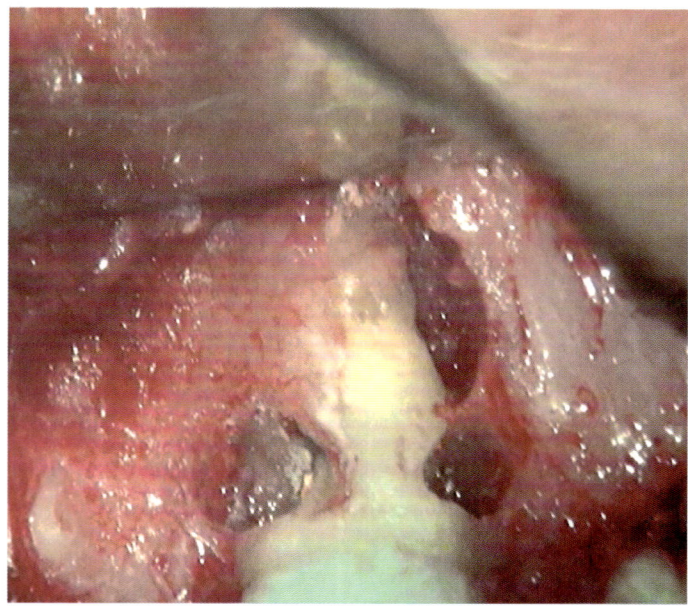

图 9-14 根充后可见少量根充糊剂由根尖孔溢出

(7) 预备洞形

超声去除外吸收处多余牙胶,慢速球钻适当修整洞形,以利于生物陶瓷材料固位。刮除根尖外糊剂(图 9-15)。

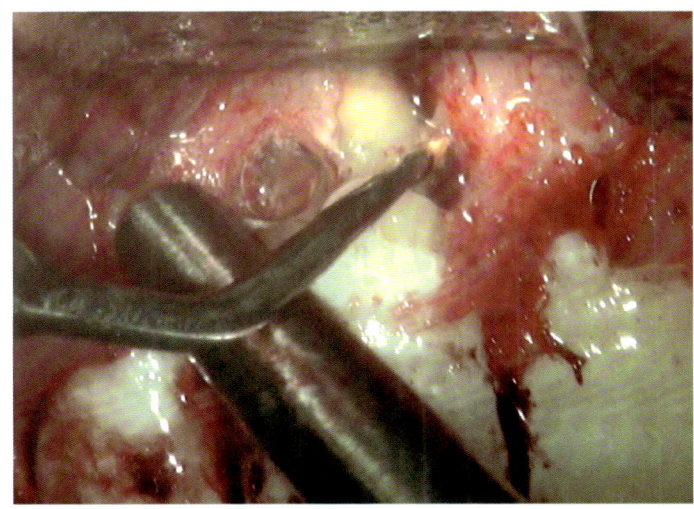

图 9-15 去除外吸收处溢出牙胶

(8) 根面处理

0.1%亚甲基蓝溶液染色根面,手术显微镜下观察未及隐裂纹及侧枝(图 9-16)。17%EDTA 处理根面 2 分钟后生理盐水冲洗去净(图 9-17)。

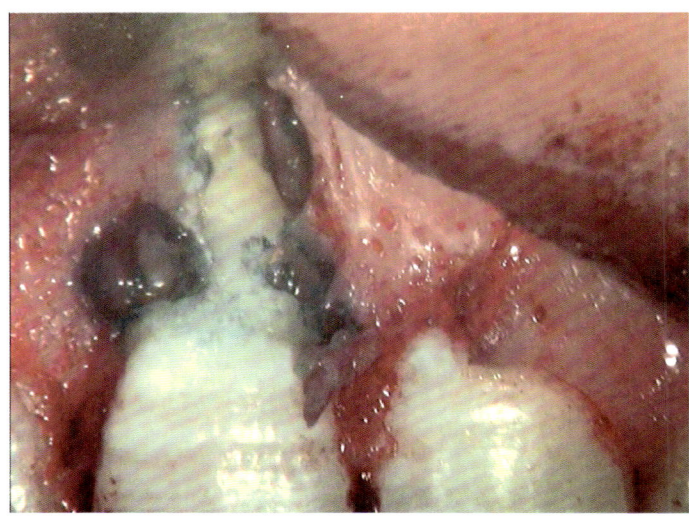

图 9-16 亚甲基蓝根面染色

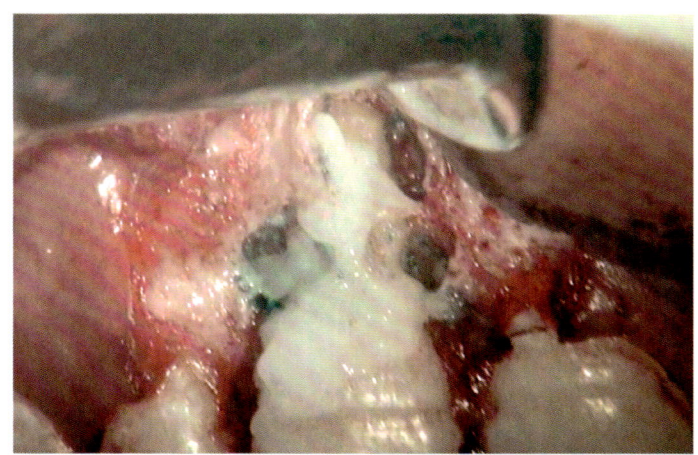

图 9-17 EDTA 处理根面

(9) 修补外吸收

清洁干燥根面后使用 iRoot BP(Innovative Bioceramix Inc,加拿大)充填根面外吸收处(图 9-18)。

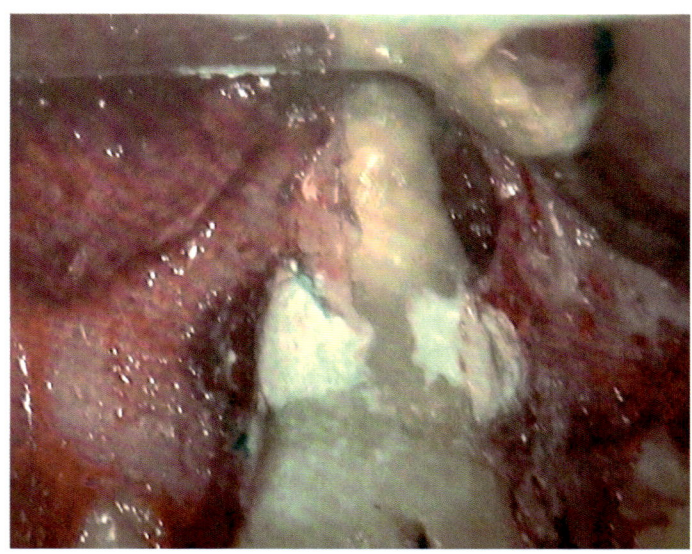

图 9-18 iRoot BP 修补牙根外吸收与根管相通处

(10) 植骨盖膜

使用 Bio‑Oss 骨粉充填牙槽骨近远中邻面缺损部分及根 1/2 唇侧骨缺损(图 9-19)。盖 Bio‑Gide 生物膜(图 9-20)。

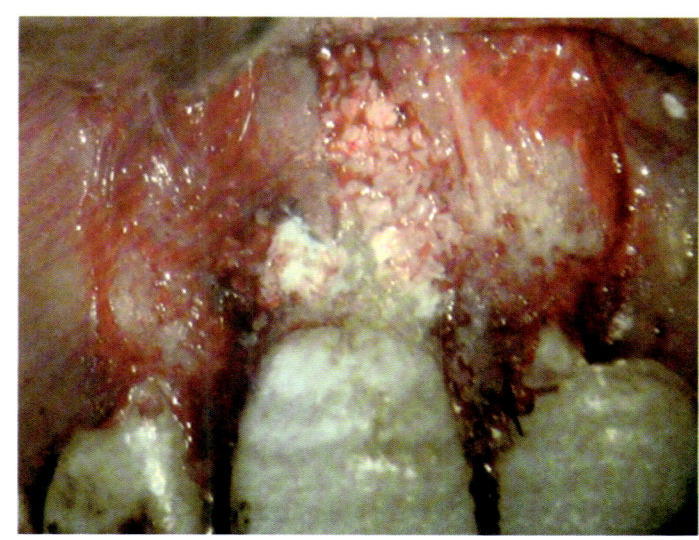

图 9-19 植入 Bio-Oss 骨粉

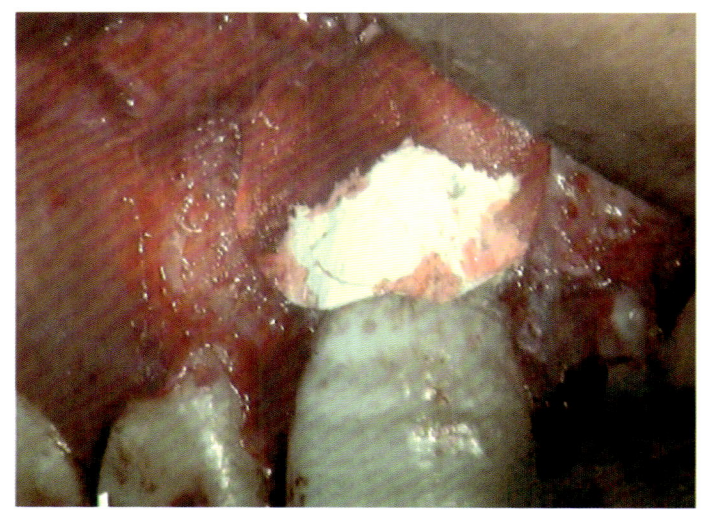

图 9-20 根面覆盖 Bio-Gide 生物膜

(11) 缝合关创

5-0 线对位间断缝合，关闭创面（图 9-21）。

(12) 拍摄术后即刻根尖片

根尖片示 11 根管内高密度阻射影，牙根冠 1/3 处近远中高密度阻射影，根尖周未见异常（图 9-22）。

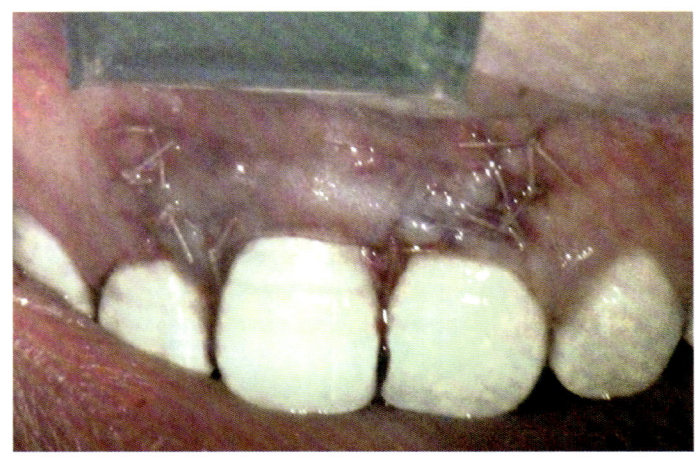

图9-21 缝合关创

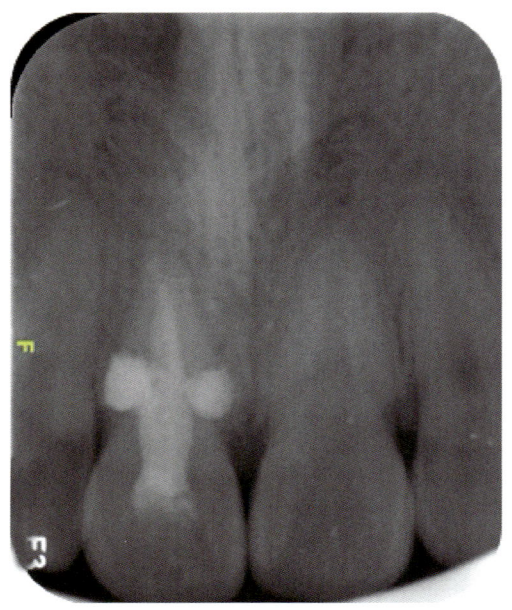

图9-22 术后即刻根尖片

3. 第三次复诊：术后一周拆线。

4. 术后随访

(1) 术后3月

主诉

右上前牙复查无不适。

检查

11腭面充填体在位,无叩痛,无松动,牙龈未见异常(图9-23)。

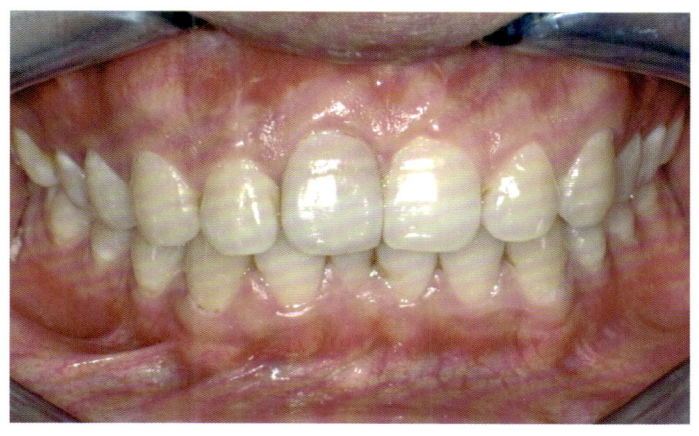

图9-23 术后3月口内照片

辅助检查:根尖片示11根管内高密度阻射影,牙根冠1/3处近远中高密度阻射影,根尖周未见异常(图9-24)。

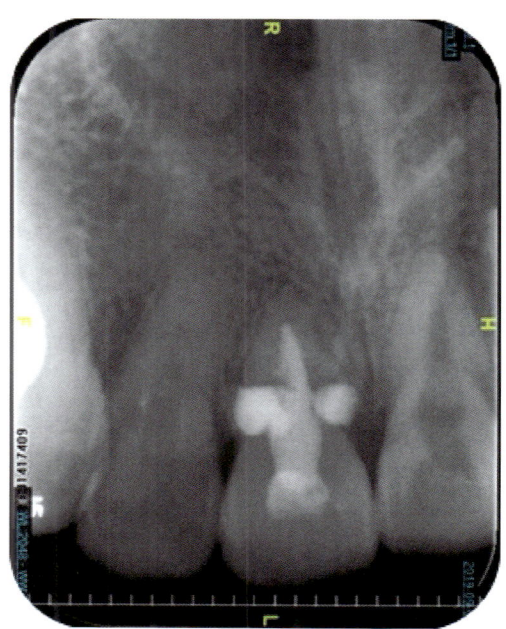

图9-24 术后3个月根尖片

(2) 术后 6 个月

主诉

右上前牙复查无不适。

检查

11 腭面充填体在位,无叩痛,无松动,牙龈未见异常(图 9-25)。

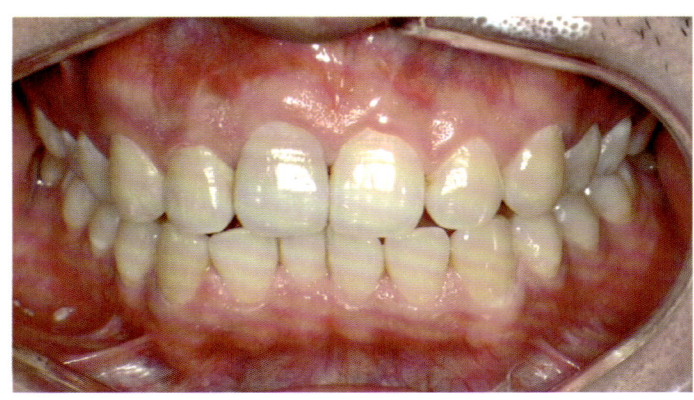

图 9-25 术后 6 个月口内照片

辅助检查:根尖片示 11 根管内高密度阻射影,牙根冠 1/3 处近远中高密度阻射影,根尖周未见异常(图 9-26)。

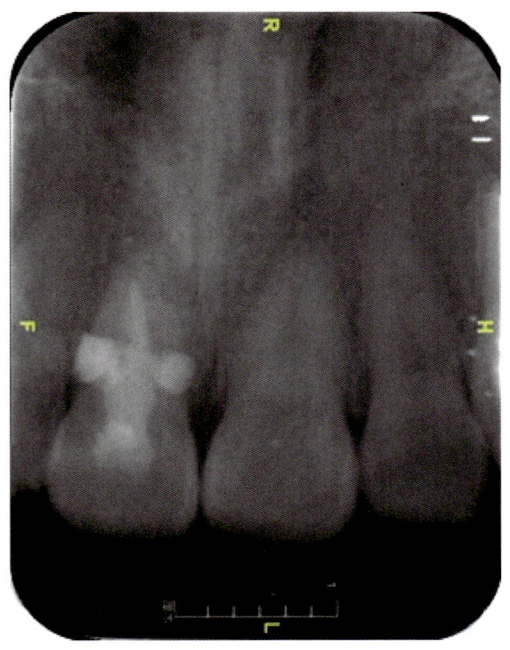

图 9-26 术后 6 个月根尖片

(3) 术后 15 个月

主诉

右上前牙复查无不适。

检查

11 腭面充填体在位,无叩痛,无松动,牙龈未见异常(图 9 - 27)。

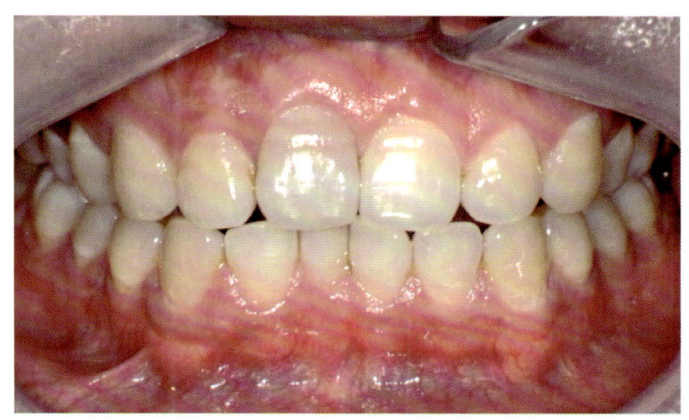

图 9 - 27　术后 15 个月口内照片

辅助检查:根尖片示 11 根管内高密度阻射影,牙根冠 1/3 处近远中高密度阻射影,根尖周未见异常(图 9 - 28)。

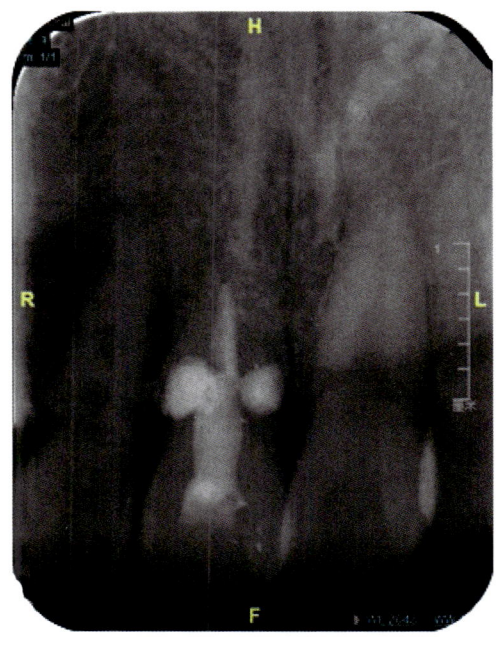

图 9 - 28　术后 15 个月根尖片

三、讨论

1. 全脱位后牙再植后的组织反应

牙外伤后在牙槽窝中的移位程度是影响牙髓和牙周组织愈合的重要因素，因其决定了牙髓的神经血管供应以及牙骨质、牙周韧带等牙周保护性组织的状态。没有或较少移位的牙齿因其对上述组织损伤较小因而预后良好。不同类型的牙外伤其预后由好至差的次序为牙震荡与不完全性牙脱位、挤压伤、侧方牙脱位、嵌入性牙脱位及全脱位。而后两者由于牙髓神经血管组织及牙骨质、牙周韧带严重受损而预后最差。

为了尽可能完善地治疗牙齿全脱位（avulsion）达到保存患牙的目的，我们应当了解在全脱位后组织发生了怎样的改变才能更利于治疗方案的确立。

（1）牙髓

当未发生细菌感染时，若根尖孔大于 1 mm，即使牙髓神经血管严重受损，牙髓也可能通过再血管化（revascularization）愈合。毛细血管在数日内通过开放的根尖孔延伸至充血的牙髓，其速度取决于牙髓-牙周交界面的宽度。根尖处断裂的血管会通过断端对断端的方式产生连接。这种愈合从根尖向冠方进展。因此，对于牙根发育不完全的患牙保存牙髓血供是治疗的主要目标。

而当根尖孔完全形成——直径小于 0.5 mm 时，全脱位时根尖血供重度受损，牙髓愈合几乎不可能发生，取而代之出现的是牙髓坏死。即使在无感染情况下，当牙齿全脱位时由于血管神经束断裂会导致牙髓内血管缺血梗阻，由此发生无菌性坏死。而细菌将更易入侵这些缺血性坏死的牙髓，这些细菌可来源于定植在断裂的牙周韧带内的微生物或机械损伤后迁延至牙根颈部的牙菌斑。一旦发生感染，细菌及其代谢产物可传播至整个根管系统，坏死的牙髓成为供给营养的"培养基"。这个过程可在细菌侵袭后 1～2 个月内发生。

而本病例患者是为 26 岁年轻男性，3 年前受外伤时根尖已发育完全，因而在全脱位再植后牙髓发生了坏死，且在脱位后由于患牙是包于纸巾内保存,根面的牙周膜也受到了一定程度的损伤与污染,而后续又未接受根管治疗,导致口腔内细菌迁延到坏死的牙髓内,引起整个根管系统的污染。

(2) 根尖周组织

对于牙根尚在发育中年轻恒牙 Hertwig 上皮根鞘(Hertwig's epithelial root sheath,HERS)增殖活动具有相当重要的作用。HERS 是位于根尖区环绕牙囊的连续袖套样上皮,其近牙髓侧的牙乳头细胞诱导分化为成牙本质细胞;而在牙周膜侧牙囊细胞可诱导分化为包括成牙骨质细胞、成纤维细胞、成骨细胞的牙周韧带细胞。牙齿全脱位后再植可导致 HERS 结构受损,由此引发牙根后续发育的部分甚至完全中止。

牙槽骨具有丰富的血供,而当全脱位后再植的患牙牙髓坏死发生根管系统感染后,细菌进一步入侵牙槽骨,会引起血液来源单核巨噬祖细胞分化为破骨细胞,引起骨质吸收。此外细菌毒素及代谢产物还可刺激白细胞分化为破骨细胞。而骨质吸收也是机体为抵抗细菌入侵的防御反应。当根尖周的骨质吸收后替代骨的肉芽组织将形成抵御根管系统内定植细菌的防御线,局限细菌的进一步入侵。

牙根外吸收是牙齿全脱位再植后最常见的现象,这是由于牙根表面的牙骨质及牙周韧带遭到损伤后,牙本质暴露于破骨细胞及巨噬细胞所致。全脱位后再植的牙根外吸收可出现炎症性外吸收和替代性外吸收。

炎症性外吸收当同时满足以下两个条件时可发生:根管系统被感染;机械损伤导致牙骨质缺损引起牙本质暴露于牙周膜及牙槽骨。这是由于根管内的细菌通过牙本质小管触发了根面破骨细胞的活动。其可发生于牙根的任何部位,但多见于根尖及侧方。而当根管内的细菌被清除,吸收活动也会静止,吸收的腔隙将被牙骨质或骨质所替代,替代的是何种组织则取决于吸收位点处的细胞类型是牙周膜还是骨髓来源组织。

替代性外吸收可出现于全脱位牙再植后根面牙周膜在遭受严重创伤后的愈合阶段。牙齿全脱位离体后经历了复杂的外部环境或保存于不当的介质中使得牙髓与牙周韧带受损,而后成骨细胞再定植于根面后由骨质替代了吸收的牙体组织。这个渐进性反应的发展速度取决于牙周韧带的细胞受损程度以及调节骨重建的全身系统性因素。儿童的替代性外吸收通常进展迅速,而成年人则由于其缓慢的骨重建速度可持续较长时期。

此外，骨粘连也可是全脱位牙再植后最为常见的并发症。骨粘连为牙槽骨在没有牙周韧带间隔的情况下直接与牙骨质或吸收后的牙骨质、牙本质融合的现象。无论是否存在牙根吸收都有可能会发生骨粘连。当全脱位后根面牙周韧带大面积受损（>4 mm²）由于存活的牙周韧带细胞过少导致不可逆转的骨粘连的发生。对处于生长发育期的青少年粘连的牙齿会引起牙槽骨生长紊乱，导致牙槽突高度降低、牙齿伸长以及邻牙的移位。

以上这些根尖周组织的变化都可能会出现于全脱位后再植的患牙中，可能会同时出现多种改变，也可能会相继出现。在再植初期可能出现一些愈合现象，而后又出现骨粘连、替代性外吸收。而当替代性外吸收暴露于感染的牙本质小管时炎症性外吸收又可出现。

在本病例中，患牙为根尖发育完全的恒牙，在全脱位后由于机械损伤可能出现了牙骨质的破坏，而被包于纸巾内保存后，过于干燥的环境可能导致了根面牙周韧带大面积的损伤，在再植初期可能发生了骨粘连及替代性外吸收，而由于后续未接受根管治疗，导致牙髓坏死，细菌感染根管系统，通过暴露的牙本质小管触发了根面破骨细胞的活动，在发生牙槽骨吸收的同时也引起了牙本质的破坏，出现了炎症性外吸收。而通过手术修补外吸收同期行根管治疗后，由于根管内感染得以控制，且外吸收处通过生物陶瓷材料进行修补后封闭了根管与口腔环境的相通，使得根面的炎症性外吸收中止，但对于牙周韧带及牙骨质受损区域是否还会出现替代性外吸收还有待长期的观察。

（3）软组织

全脱位的患牙往往会出现牙龈撕裂的现象。而当牙龈撕裂未得到妥善处理时，由于组织缺损暴露釉牙骨质界可能会导致牙龈的轻度退缩。

2. 牙齿全脱位的规范化治疗

外伤牙的长期预后很大程度上取决于急诊处理及其处理的时机是否迅速。因此为避免全脱位牙再植后出现前述不利的结局，治疗应当正确规范、处理时机应当及时。

美国牙髓学医师学会（American Association of Endodontists，AAE）在其官方网站上发布的2013年版牙外伤治疗指南，其对于开放根尖孔及闭合根尖孔恒牙的全脱位再植有较为详尽的阐述。

(1) 根尖孔开放的年轻恒牙

根据其就诊时不同临床状态进行以下相应的处理。

a. 全脱位牙已行再植

即刻处理

让患牙留在原位。使用水、生理盐水或 0.12% 氯己定溶液清洁患处。缝合牙龈撕裂，尤其是牙颈部区域。通过影像学检查近中、远中各一张根尖片确认再植牙位于正常的位置，可考虑 CBCT 检查以确认牙齿的位置及排查牙槽骨骨折。不大于 0.4 mm 动度的弹性夹板固定 2 周。

牙髓治疗及考量

再植的目标是未发育完全的年轻恒牙牙髓可获得再血管化。对于非常年轻的恒牙应尽量避免根管治疗除非临床及影像学检查证实牙髓坏死。如诊断为牙髓坏死，则推荐进行牙髓再血管化或根尖形成术。

随访

2 周后行临床及影像学复查，拆除夹板。在治疗后 4 周、3 个月、6 个月、1 年，此后每年一次进行临床及影像学复查直至第 5 年。

b. 全脱位牙保存于接近生理环境的渗透压平衡介质（生理盐水、牛奶、hanks 平衡液）中以及或被干燥保存短于 60 分钟。

即刻处理

如牙根存在污染，则通过生理盐水冲洗清洁根面及根尖孔，切勿触碰牙根。如配备多西环素或米诺环素，可将患牙浸泡于浓度为 1 mg 药物溶于 20 mL 生理盐水的溶液中 5 分钟。局部麻醉下生理盐水冲洗牙槽窝，检查牙槽窝是否存在折裂或错位。使用轻柔力量将患牙再植于牙槽窝内。缝合牙龈撕裂，尤其是牙颈部区域。通过影像学检查近中、远中各一张根尖片确认再植牙位于正确的位置，可考虑 CBCT 检查以确认牙齿的位置及排查牙槽骨骨折。不大于 0.4 mm 动度的弹性夹板固定 2 周。

牙髓治疗及考量

同全脱位牙已行再植的情况。

随访

2 周后行临床及影像学复查，拆除夹板，此时记录体重和身高作为生长基线，这对伸长牙的截冠时机可能具有重要意义。在治疗后 4 周、3 个月、6 个月、1 年，此后每年一次进行临床及影像学复查直至第 5 年。

c. 口外干燥保存大于 60 分钟

即刻处理

用纱布仔细去除根面附着的坏死组织。局部麻醉下生理盐水冲洗牙槽窝，检查牙槽窝是否存在折裂或错位。最好在再植前进行根管治疗。使用轻柔力量将患牙再植于牙槽窝内。缝合牙龈撕裂，尤其是牙颈部区域。通过影像学检查近中、远中各一张根尖片确认再植牙位于正确的位置，可考虑 CBCT 检查以确认牙齿的位置及排查牙槽骨骨折。不大于 0.4 mm 动度的弹性夹板固定 4 周。

牙髓治疗及考量

应在再植前进行根管治疗。延迟再植的远期预后较差。牙周韧带将发生坏死而难以愈合。延迟再植的目标是出于美观、功能和心理因素的考量暂时修复牙列，维持牙槽骨轮廓。最终结局是骨粘连与牙根吸收。当牙伸长 >1 mm 时可考虑截冠。

随访

4 周后行临床及影像学复查，拆除夹板。在治疗后 4 周、3 个月、6 个月、1 年，此后每年一次进行临床及影像学复查直至第 5 年。对于延迟再植应考虑到骨粘连是难以避免的。对于儿童及青少年，骨粘连常伴随牙伸长，应仔细复查，与患者及监护人进行良好的沟通令其对该结局有所了解。记录体重和身高随访生长发育情况。当牙伸长 >1 mm 时可考虑截冠。

（2）根尖孔闭合的恒牙

根据其就诊时不同临床状态进行以下相应的处理。

a. 全脱位牙已行再植

即刻处理

让患牙留在原位。使用水、生理盐水或 0.12% 氯己定溶液清洁患处。缝合牙龈撕裂，尤其是牙颈部区域。通过影像学检查近中、远中各一张根尖片确认再植牙位于正常的位置，可考虑 CBCT 检查以确认牙齿的位置及排查牙槽骨骨折。不大于 0.4 mm 动度的弹性夹板固定 1～2 周。如选择皮质类固醇作为抗炎药物行根管内封药，则应在再植后即刻或尽早进行，并封药至少 2 周。

牙髓治疗及考量

如再植后未行即刻根管治疗，则应在再植后 7～10 天内拆除夹板前进行根管治疗。推荐使用氢氧化钙行根管内封药4周后行根管充填。

随访

2周后行临床及影像学复查，拆除夹板。在治疗后4周、3个月、6个月、1年，此后每年一次进行临床及影像学复查直至第5年。

b. 全脱位牙保存于接近生理环境的渗透压平衡介质（生理盐水、牛奶、hanks平衡液）中以及或被干燥保存短于60分钟。

即刻处理

握住牙冠通过生理盐水冲洗清洁根面及根尖孔。局部麻醉下生理盐水冲洗牙槽窝，检查牙槽窝是否存在折裂或错位。使用轻柔力量将患牙再植于牙槽窝内。缝合牙龈撕裂，尤其是牙颈部区域。通过影像学检查近中、远中各一张根尖片确认再植牙位于正确的位置，可考虑CBCT检查以确认牙齿的位置及排查牙槽骨骨折。不大于0.4 mm动度的弹性夹板固定1～2周。

如选择皮质类固醇作为抗炎药物行根管内封药，则应在再植后即刻或尽早进行，并封药至少2周。

牙髓治疗及考量

同全脱位牙已行再植的情况。

随访

同全脱位牙已行再植的情况。

c. 口外干燥保存大于60分钟

即刻处理

用纱布仔细去除根面附着的坏死组织。为减缓牙根的替代性骨吸收，再植前可使用含氟溶液处理根面，推荐2%氟化钠溶液处理20分钟，但这一措施并非必需。局部麻醉下生理盐水冲洗牙槽窝，检查牙槽窝是否存在折裂或错位。再植前或再植后进行根管治疗。如选择皮质类固醇作为抗炎药物行根管内封药，则应在再植后即刻或尽早进行，并封药至少2周。使用轻柔力量将患牙再植于牙槽窝内。缝合牙龈撕裂，尤其是牙颈部区域。通过影像学检查近中、远中各一张根尖片确认再植牙位于正确的位置，可考虑CBCT检查以确认牙齿的位置及排查牙槽骨骨折。不大于0.4 mm动度的弹性夹板固定1～2周。

牙髓治疗及考量

同全脱位牙已行再植的情况。

随访

2周后行临床及影像学复查,拆除夹板。在治疗后4周、3个月、6个月、1年,此后每年一次进行临床及影像学复查查至第5年。对于延迟再植应考虑到骨粘连是难以避免的。对于儿童及青少年,骨粘连常伴随牙伸长,应仔细复查,与患者及监护人进行良好的沟通令其对该结局有所了解。当牙伸长>1 mm时可考虑截冠。

对于所有的全脱位牙再植无论根尖发育状态如何,均按以下原则给予全身系统性抗生素用药:

患者小于12岁:根据患者年龄体重给予相应剂量的阿莫西林,用药7天;

患者大于12岁:根据患者年龄体重给予相应剂量的多西环素,用药7天。

如全脱位牙接触过土壤或破伤风暴露因素不明确者,给予破伤风疫苗。

对于所有的全脱位牙再植无论根尖发育状态如何,均给予以下医嘱:

避免对抗性运动至少2周;

进软食2周;

每餐后使用软毛牙刷刷牙;

使用0.12%氯己定漱口,一天2次;

进行对抗性运动时使用防护牙托。

而2016年Abbott总结了预防及处理全脱位再植牙发生炎症性外吸收的治疗措施。

(1) 对于根尖孔未闭合的年轻恒牙预防炎症性外吸收的治疗措施如下:

a. 全身系统性使用抗生素——再植后即刻给药

确认患者年龄、体重、过敏史等给予相应抗生素及相应剂量;

推荐使用四环素类药物1周;

对不宜使用四环素药物的患者使用青霉素替代。

b. 再植后即刻

使用夹板固定;

摘除牙髓,清理根管,根管内封皮质类固醇-抗生素联合糊剂。

c. 再植4周后

完成根管预备,给予皮质类固醇-抗生素联合糊剂行根管内封药。

d. 再4周后

置换新的皮质类固醇-抗生素联合糊剂行根管内封药。

e. 再4周后行根尖片检查

如没有炎症性吸收则给予新的根管内封药：皮质类固醇-抗生素联合糊剂与氢氧化钙糊剂，按照1∶1比例混合。

f. 2~3个月后行根尖片检查

如没有炎症性吸收则给予新的根管内封药：氢氧化钙封于根管内诱导根尖硬组织屏障的形成。

g. 每3个月更换氢氧化钙糊剂直至硬组织修复形成，每6~9个月行根尖片检查予以确认愈合情况。

h. 完成根管充填。

i. 必要时行内漂白再修复髓腔入路的牙体缺损。

j. 6个月后复查，之后每年复查一次至少直至第5年。

根管治疗应在再植夹板固定后尽早进行，如急诊处理时间不充裕则也应于第二次就诊时进行根管预备

（2）对于根尖孔闭合的恒牙预防炎症性外吸收的治疗措施

a. 全身系统性使用抗生素——再植后即刻给药

确认患者年龄、体重、过敏史等给予相应抗生素及相应剂量；

推荐使用四环素类药物1周；

对不宜使用四环素药物的患者使用青霉素替代。

b. 再植后即刻

使用夹板固定；

摘除牙髓，清理根管，根管内封皮质类固醇-抗生素联合糊剂。

c. 再植6周后

完成根管预备，给予皮质类固醇-抗生素联合糊剂行根管内封药。

d. 再6周后行根尖片检查

如没有炎症性吸收则给予新的根管内封药：皮质类固醇-抗生素联合糊剂与氢氧化钙糊剂，按照1∶1比例混合。

e. 2~3个月后行根尖片检查

如没有炎症性吸收则完成根管充填。

f. 必要时行内漂白再修复髓腔入路的牙体缺损。

g. 6个月后复查，之后每年复查一次，至少直至第5年。

根管治疗应在再植夹板固定后尽早进行，如急诊处理时间不充裕则也

应于第二次就诊时进行根管预备

（3）对于已发生炎症性外吸收的患牙治疗措施

a. 拆除修复体、去除龋坏及牙体上的裂纹

确认患牙可行根管治疗并修复，如无法修复则拔除患牙。

b. 进行根管治疗

开髓，疏通根管，确定工作长度，化学机械预备根管后充分冲洗干燥根管。

根管内封皮质类固醇+抗生素联合糊剂。

c. 封药6周后

更换皮质类固醇+抗生素联合糊剂行根管内封药。

d. 再6周后行根尖片检查

如炎症性吸收未进展则给予新的根管内封药：皮质类固醇+抗生素联合糊剂与氢氧化钙糊剂，按照1∶1比例混合。

e. 2～3个月后行根尖片检查

如炎症性吸收未进展则给予新的根管内封药：氢氧化钙封于根管内诱导硬组织修复。

f. 每3个月更换氢氧化钙糊剂直至外吸收处有硬组织修复形成。

g. 每6～9个月行根尖片检查监测愈合情况并确定根充时机。

h. 一旦硬组织修复明显，完成根管充填。

i. 必要时行内漂白再修复髓腔入路的牙体缺损。

j. 6个月后复查，之后每年复查一次，至少直至第5年。

对于本病例中患牙如在再植后按序进行根管治疗则极有可能避免炎症性外吸收的发生。而目前由于炎症性外吸收已达根管不适用于上述任何治疗措施，选择手术同期行根管治疗是出于以下考量：牙根外吸收已与根管相通，如术前单独行根管治疗，由于无法处理外吸收处的肉芽组织，一来会导致外吸收处组织液、血液不断渗入根管内，不利于根管内感染的控制，根管内封药也极易外溢至根管外刺激根周组织；二来在根管治疗过程中也无法直接精准地对外吸收进行修补。因此如果在术中刮净与根管相通处的病损组织，再进行根管的预备、充填，更利于控制根管内感染。同时又能在直视条件下更完善地对牙根外吸收进行修补。但其远期是否会出现替代性外吸收仍有待后续的观察随访。

参考文献

1. CY Yu, PV Abbott. Responses of the pulp, periradicular and soft tissues following trauma to the permanent teeth. Aust Dent J. 2016; 61 Suppl 1: 39-58.
2. PV Abbott, JC Salgado. Strategies to minimise the consequences of trauma to the teeth. Oral Health Dent Manag. 2014; 13(2): 229-42.
3. American Association of Endodontists. Recommended Guidelines of the AAE for The Treatment of Traumatic Dental Injuries (revised 2013). https://www.aae.org/specialty/clinical-resources/guidelines-position-statements/. 2013.
4. PV Abbott. Prevention and management of external inflammatory resorption following trauma to teeth. Aust Dent J. 2016; 61 Suppl 1: 82-94.

病例十

一、病史

患者女性,39岁,职员。

1. 主诉

右下后牙龈溃破持续不消半年余。

2. 现病史

10个月前,患者因右下后牙龈小疱反复出现1年余在他处就医,诊断为"畸形中央尖折断、慢性根尖周炎"并接受"根管治疗"。7个月前完成治疗。其后至今,右下后牙龈溃破持续不消,遂来求诊。否认右下后牙治疗后疼痛。否认曾有外伤史或正畸治疗史。

3. 既往史

否认心脏病、高血压、糖尿病、肝炎等系统性疾病史,否认药物过敏史。

4. 口腔检查

45牙体变色,𬌗面树脂充填完整,未恢复𬌗面正常形态,无叩痛、无松动,牙周探诊深度2~3 mm。45颊侧根尖区近颊系带处牙槽黏膜破溃直径7~8 mm,边缘充血水肿,内有炎性肉芽组织,深部牙槽骨缺损,可直接探及45根尖。44、45颊侧附着龈宽度较窄,膜龈联合位置高,右下颊系带附丽较高(图10-1)。患者下颌牙列拥挤、牙列不齐,45轻度舌侧移位(图10-2)。

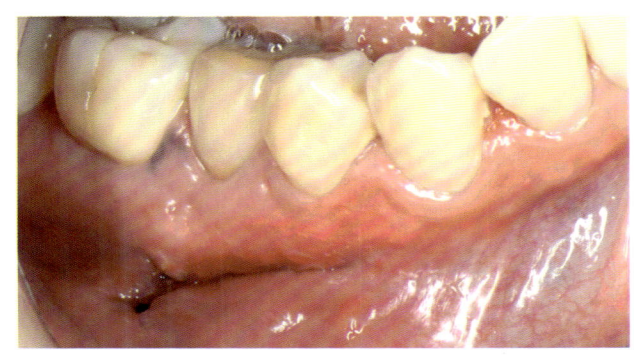

图 10-1 右下颊系带附丽较高

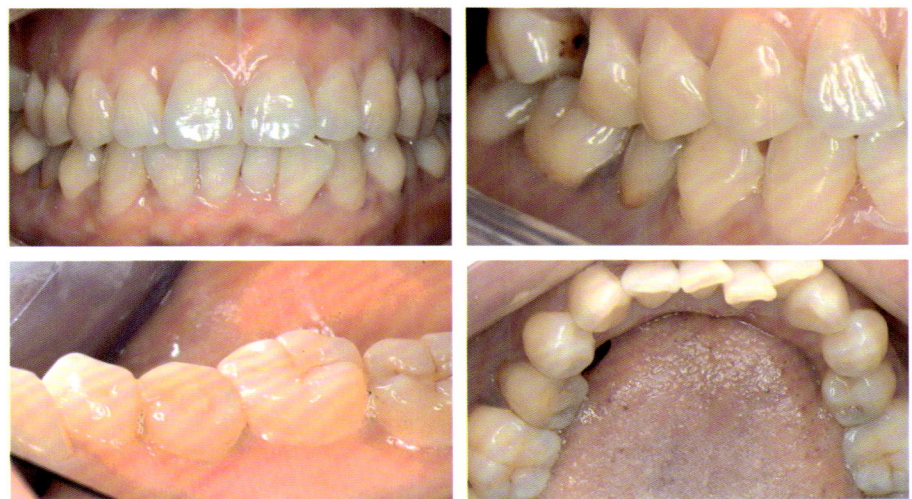

图 10-2 牙列拥挤、不齐,45 轻度舌侧移位

5. 辅助检查

牙片显示:45 根充基本密合达根尖,根尖区可见硬骨板吸收,牙槽骨低密度影沿远中根壁扩展至牙槽嵴顶,边界不清。45 疑似根尖有吸收(图 10-3)。CBCT 显示 45 颊侧骨壁极薄,根尖区颊侧骨壁缺如(图 10-4)。

6. 诊断

1) 45 慢性根尖周炎、根充后;

2) 45 颊侧牙槽骨骨开窗;

3) 右下颊系带附丽异常。

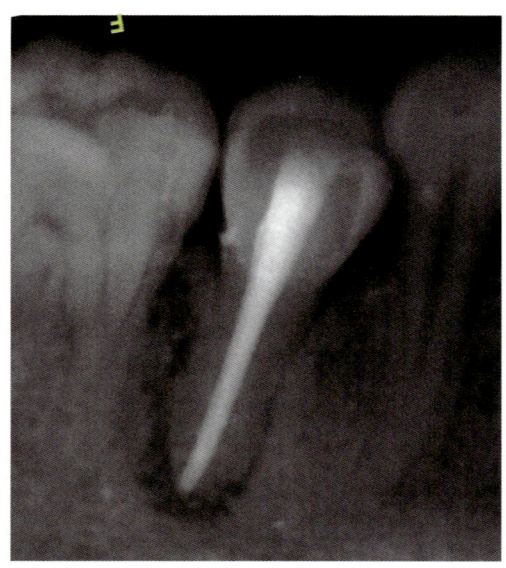

图10-3 45疑似根尖有吸收

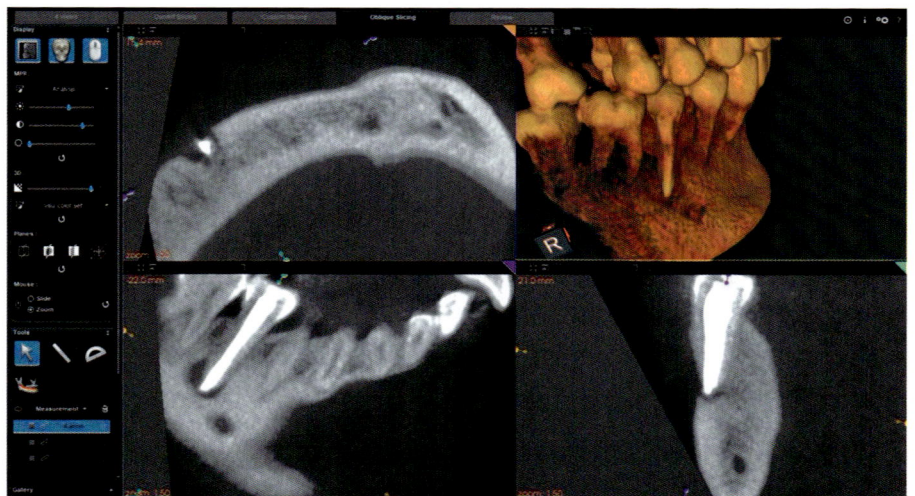

图10-4 45颊侧骨壁极薄,根尖区颊侧骨壁缺如

7. 诊断依据

根据病史,患者7个月前已完成"根管治疗",辅助检查牙片显示45根充基本密合达根尖,根尖区硬骨板消失,牙槽骨密度降低,45根充后、慢性根尖周炎诊断成立。

临床检查可见 45 根尖区颊侧黏膜破溃,局部牙槽骨缺损,可探及 45 根尖,符合 45 颊侧牙槽骨骨开窗诊断。

临床检查时发现 44、45 颊侧附着龈宽度较窄,膜龈联合位置高,右下颊系带附丽于 45 根尖区颊侧膜龈联合处,张口时对黏膜破溃牵拉明显,因此诊断为右下颊系带附丽异常。

8. 治疗原则及方案

本病例的治疗原则包括:消除根尖感染、改善咬殆状况以及修整系带附丽。治疗方案包括:

1) 颊系带修整术 + 调殆,
2) 45 根尖手术以及
3) 择期冠修复。

二、治疗

治疗前与患者谈话沟通,告知患者患牙的情况,治疗的方案、费用、风险、效果等,患者知情,签字同意按商定方案进行治疗。

1. 第一次治疗

牙周专科医师行右下颊系带松解术 + 调殆。沿系带附丽根部附着龈一侧的边缘切开,进行半厚瓣的分离,清理黏膜破溃处的炎性肉芽,将牙槽黏膜的切口根向推行 3~5 mm,切口中间的区域由上皮爬行覆盖。术后 2 周,黏膜破溃已明显缩小,充血水肿明显消退,右下颊系带附丽已明显降低。探查时仍然可以通过黏膜开窗探及骨开窗和根尖(图 10 - 5)。

2. 第二次治疗

牙体牙髓专科医师行 45 显微根尖手术。翻半月瓣,根尖刮治、根尖切除约 3 mm,超声倒预备、iRootBP plus 根尖倒充填,瓣复位缝合,告知医嘱,2 周后拆线(图 10 - 6,图 10 - 7)。根尖手术后 1 个月复查,黏膜破溃已完全闭合,颊系带附丽位置仍相对较高,对 45 颊侧根尖区牙龈和牙槽黏膜仍有比较明显的牵拉(图 10 - 8)。

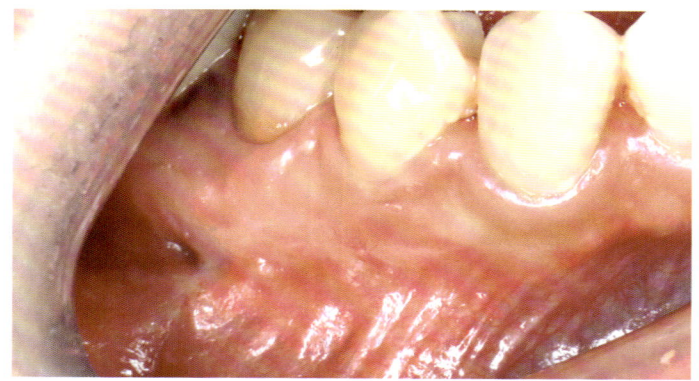

图 10-5 系带松解术后 2 周

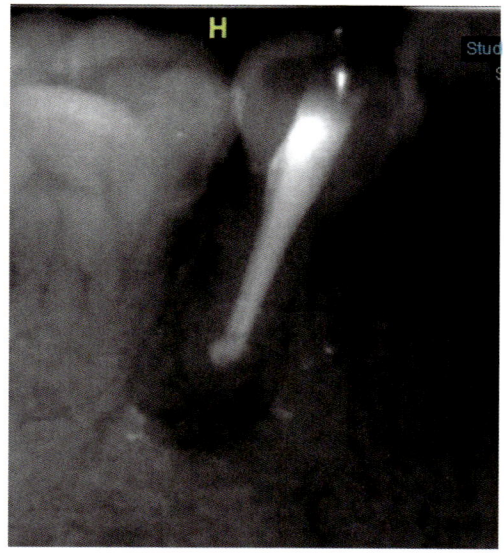

图 10-6 根尖手术后即刻

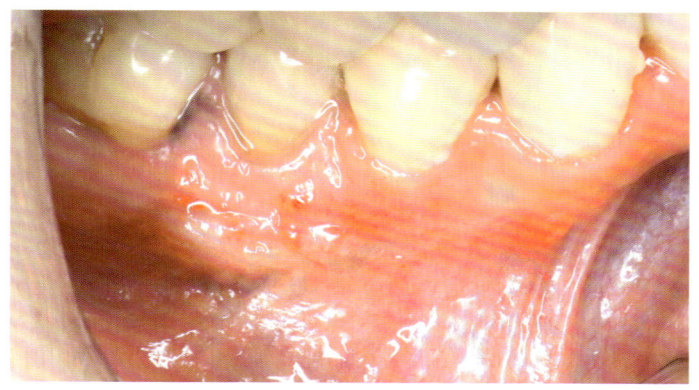

图 10-7 根尖手术后 2 周,拆线后即刻

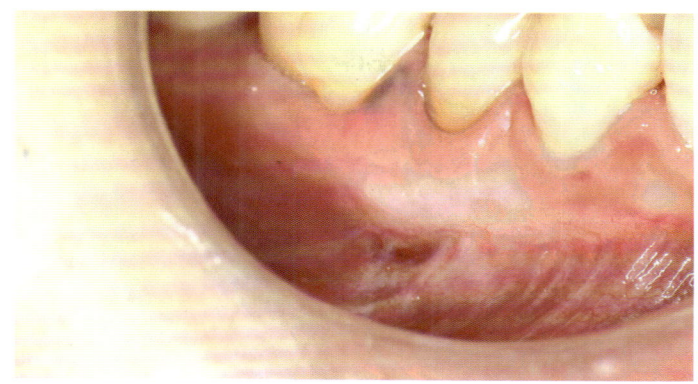

图 10-8 根尖手术后 1 个月

3. 第三次治疗

牙周专科医师对颊系带行二期修整。沿膜龈联合切开,半厚分离结缔组织,术中发现由于上皮组织的长入在局部形成了一个凹陷,修整凹陷处上皮,同时将膜龈联合向根向推移,达到将颊系带附丽进一步降低的效果(图 10-9)。

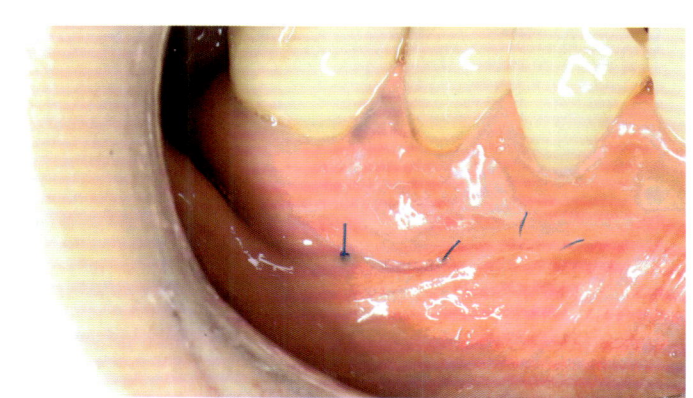

图 10-9 颊系带二期修整术后 2 周(根尖手术后 2 个月),拆线前即刻

4. 术后复查

根尖术后 3 个月、6 个月随访,患者无不适主诉,45 无叩痛、无松动,右下牙龈黏膜未见异常,影像学辅助检查可见 45 根尖区暗影范围缩小,骨质密度增高(图 10-10,图 10-11 和图 10-12)。

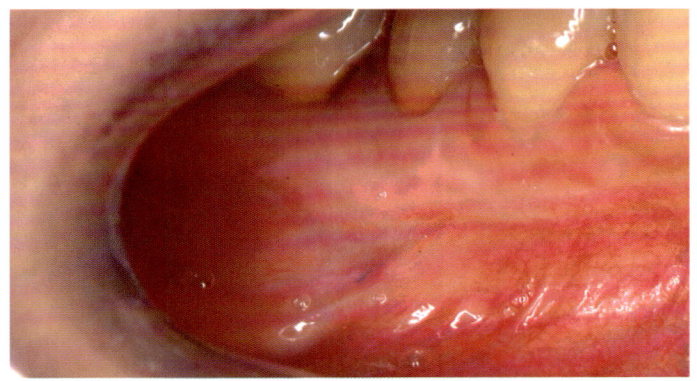

图 10-10　根尖手术后 3 个月

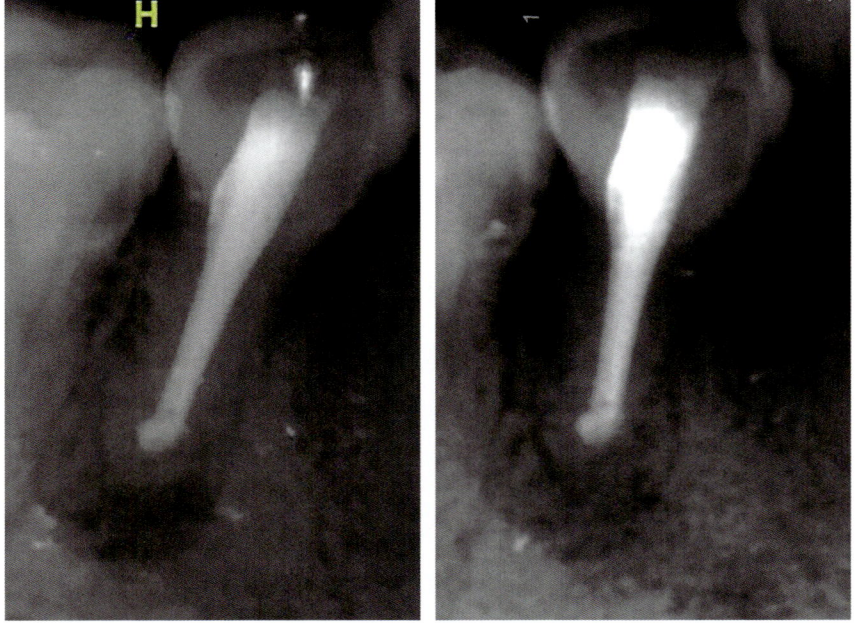

图 10-11　根尖手术后 3 个月随访牙片　　图 10-12　根尖手术后 3 月随访牙片

三、讨论

1. 骨开窗和骨开裂

骨开窗（fenestration）和骨开裂（dehiscence）是临床上两种比较常见的牙槽骨完整性破坏形成骨缺损的情况。骨开窗指的是各种原因引起的牙齿唇颊侧或者舌腭侧部分牙槽骨缺如，致使牙根面的一部分仅有骨膜或者牙龈覆盖，但牙槽骨的缺损并未累及牙槽嵴顶。骨开裂指的是起自牙槽嵴顶向根尖方向延伸的 V 形垂直性牙槽骨缺损，容易同时出现牙龈的 V 形退缩，与骨开窗最大的区别在于发生骨开裂时牙槽嵴顶的完整性被破坏。

骨开窗和骨开裂作为牙槽骨形态学方面的异常，其发生的原因比较复杂，需要更多的研究予以明确。目前认为，错𬌗畸形是骨开窗和骨开裂最常见的病因之一。除此之外，牙髓感染、牙周因素、发育异常、外伤和咬𬌗创伤、夜磨牙、医源性因素如不恰当的正畸治疗等都可能会导致骨开窗和/或骨开裂的发生。在上、下颌的前牙区，下颌前磨牙区和上颌第一磨牙区，由于唇颊侧骨板很薄，牙的颊向错位，牙隆凸过大或骨质吸收，容易受到致病因素的影响，根面骨质变薄甚至缺失，因而是骨开窗和骨开裂的高发区域。

在骨开窗和骨开裂发生率方面，早期文献报道中描述的研究手段十分有限，主要通过直接观察颅骨或解剖标本获得。回顾 20 世纪 60~80 年代多项涉及了包括日本人、贝都因人、意大利人、澳大利亚人、墨西哥印第安人、埃及人、英国人和南非人等不同人群在内的研究，结果发现，骨开窗的发生率为 $0.23\%\sim16.9\%$，骨开裂的发生率为 $0.99\%\sim13.4\%$。2010 年，Evangelista 采用 CBCT 检测骨开窗和骨开裂，结果显示，骨开窗的发生率高达 36.51%，骨开裂的发生率更是达到了 51.09%，远高于早期研究报道的结果。究其原因，一方面，CBCT 能够对牙槽骨进行三维重建，有助于从多维度更准确地评价牙槽骨骨开窗和骨开裂的发生情况。有研究显示，CBCT 在诊断骨开窗和骨开裂方面具有很高的特异度，分别高达 98% 和 93%，但由于不能识别 0.6 mm 以下的牙槽骨厚度，CBCT 诊断骨开窗和骨开裂灵敏度不高，仅分别为 25% 和 50%。因此，CBCT 三维容积重建可以相对准确地反映骨开裂和骨开窗的情况，但需要注意假阳性和假阴性的存在。另一方面，错𬌗畸形是骨开窗和骨开裂最常见的病因，因此在需要正畸治疗的错𬌗畸形患者中，两种牙槽骨缺损的发生率都明显高于其他人群，这也是 Evangelista 研究结果中骨开窗和骨开裂发生率显著高于以往研究报道的原因之一。

2."黏膜开窗"(mucosal fenestration)

严重的骨开窗，可同时累及黏膜，伴有局部黏膜的破溃，牙根尖从黏膜的破溃处穿出暴露在口腔内,这种情况比较少见,在一些国外相关文献报道中被称为"mucosal fenestration",若按字面可直译为"黏膜开窗",国内有学者曾将其翻译成"黏膜穿通",但需要注意的是,目前国内口腔医学学术界对此定义尚未形成共识,并无"黏膜开窗"或"黏膜穿通"的临床诊断。为了方便读者理解,本文将这种合并黏膜破溃、根尖暴露于口腔的严重骨开窗称为"黏膜开窗"。现有的关于"黏膜开窗"的文献报道多为个案病例报道。目前认为其发生的主要原因包括严重的根尖周炎、牙齿在牙弓中的位置,牙根尖的形态,局部牙槽骨骨皮质较薄以及殆因素等。文献报告的"黏膜开窗"多见于前牙区,主要累及切牙,而前磨牙和磨牙则少累及。患牙根尖向颊侧倾斜、持续存在的根尖周炎、黏膜开窗处暴露于口腔的根尖常有菌斑和牙石堆积,这些因素的共同作用导致开窗后的黏膜很难重新覆盖根尖,需要进行针对性的治疗,从而给根尖周愈合以及黏膜开窗的关闭创造环境。治疗的主要内容包括完善的根管治疗控制根尖周感染,根尖手术(根尖切除 + 根尖刮治 + 根尖倒预备 + 根尖倒充填)彻底清除根尖周感染、菌斑和牙石、切除突出的根尖使牙根位于骨腔内,消除殆因素的不利影响,膜龈手术(如游离龈移植术)结合再生性手术关闭黏膜开窗并促进局部牙周组织的再生。有报道称牙周侧向转瓣术 + 引导性组织再生术(GTR)能够获得较为理想的治疗效果,由于仅为个案报道,因此有必要开展进一步的临床研究予以明确。

3. 关于本病例治疗的思路和实施

分析本病例,45 颊侧根尖区发生"黏膜开窗"的主要原因有① 持续存在的根尖周感染,45 已经接受了根管治疗,但治疗后根尖一直暴露于口腔、根尖周环境持续开放造成根尖周的感染迁延不愈;② 咬殆因素的影响,45 存在轻度的舌侧移位,根管治疗后殆面形态未能恢复;③ 颊系带附丽异常的影响,44、45 颊侧附着龈宽度较窄,膜龈联合位置高,右下颊系带附丽于 45 根尖区颊侧膜龈联合处,系带对黏膜破溃处存在过度的牵拉。其诊断和治疗涉及牙体牙髓、牙周病和口腔修复等学科,因此有必要需要开展多学科诊疗(MDT),制订合理的治疗计划并付诸实施。针对上述病因,本病例的治疗原则是① 消除根尖周感染,② 改善咬殆状况和③ 修整系带附丽。对应的治疗方法包括根尖手术,颊系带修整术,调殆以及后期牙冠修复。实施治疗时,第一步,由牙周专科医师行右下颊系带松解术,目的是去除系带附丽异常的影响,创造一个有利于根尖周感染消除的环境。考虑到黏膜开窗破溃处有根尖及根尖周感染持续存在,可能会对移植的游离龈的存活产生不利影响,因此并未同期行游离龈移植术(FGG)。治疗后2周,黏膜开窗明显缩小,实现预期治疗目标。第二步,由牙体牙髓专科医师行45根尖手术,根尖周彻底刮治、切除长期暴露于口腔环境的根尖、根尖倒预备和倒充填。根尖术后1个月复查,黏膜开窗已完全闭合。检查时发现颊系带对原先黏膜开窗处仍有牵拉,因此牙周专科医师对右下颊系带进行了二期修整。经过半年的随访,45根尖区牙龈未见异常,牙片显示45根尖区暗影范围缩小,骨质密度增高。继续随访,根据根尖周愈合情况择期行冠修复。

参考文献

1. 孟焕新.牙周病学[M].第4版.北京:人民卫生出版社,2012.
2. 邓建清,吴莉萍.骨开窗和骨开裂与正畸治疗[J].临床口腔医学杂志,2016,32(007):445-447.
3. Rupprecht R D, Horning G M, Nicoll B K, et al. Prevalence of Dehiscences and Fenestrations in Modern American Skulls[J]. Journal of Periodontology, 2001, 72(6): 722-729.
4. Evangelista K, Vasconcelos K D F, Bumann A, et al. Dehiscence and fenestration in patients with Class I and Class II Division 1 malocclusion assessed with cone-beam computed tomography. [J]. American Journal of Orthodontics & Dentofacial Orthopedics, 2010, 138(2): 133-135.
5. Jhaveri H M, Amberkar S, Galav L, et al. Management of mucosal fenestrations by interdisciplinary approach: a report of three cases.[J]. Journal of Endodontics, 2010, 36(1): 164-168.
6. Domenico R, José F. S, Simona L, et al. Management and Histobacteriological Findings of Mucosal Fenestration: A Report of 2 Cases[J]. Journal of Endodontics, 2018; 44: 1583-1592.
7. Chen G, Fang C T, Tong C. The management of mucosal fenestration: a report of two cases [J]. International Endodontic Journal, 2010, 42(2): 156-164.
8. Ju Y R, Tsai H Y, Wu Y J, et al. Surgical intervention of mucosal fenestration in a maxillary premolar: a case report[J]. Quintessence International, 2004, 35(2): 125-128.
9. Yuh-Ren Ju, Alice Hsin-Yi Tsai, Yu-Jen Wu, et al.上颌前磨牙根尖黏膜穿通的手术治疗:病例报告[J].中国口腔医学继续教育杂志,2006,9(3):15-17.

病例十一

一、病史

患者女性,33岁。

1. 主诉

右上前牙牙龈反复肿胀溢脓2月。

2. 现病史

患者2个月前因为牙龈反复肿胀溢脓,于外院行右上前牙根尖切除术,术后再次出现牙龈肿胀溢脓。否认牙齿有自发痛,冷热刺激痛,和咀嚼食物疼痛等病史。

3. 既往史

患者上前牙20年前由于外伤,行根管治疗和牙冠修复,3年前右上前牙由于胀痛不适而重新根管治疗。否认冠心病、高血压、糖尿病、肝病、肾病及血液病等系统性疾病,否认药物、食物过敏史。

4. 口腔检查

12 11 21 22 全冠修复,边缘密合,无松动,无叩痛。

咬诊无疼痛,扪诊未及震颤。

11 颊唇侧根尖区黏膜及窦道,窦道口扪诊无疼痛,牙龈缘色暗红,探诊点状出血,可自行停止。

牙周袋深度1 mm,没有探及窄而深牙周袋(图11-1)。

第一部分 病例

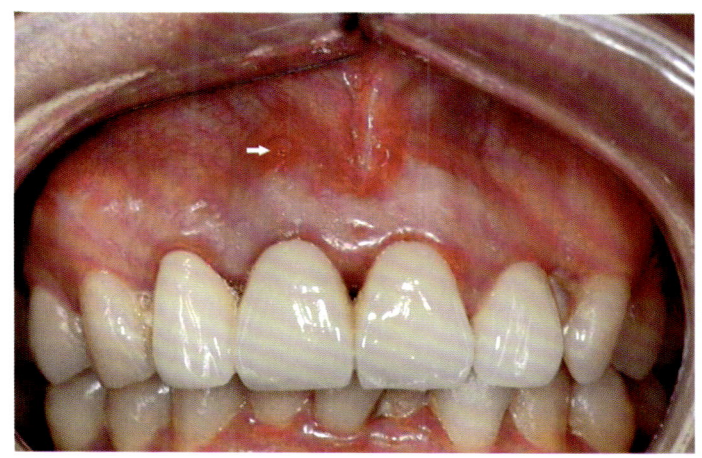

图11-1 11颊唇侧根尖区黏膜及窦道(白色箭头)

5. 辅助检查

X线片显示：

11 根管冠、中1/3高密度桩影，根尖1/3高密度充填影像，根尖呈水平状，根尖阴影，边界模糊，牙胶尖示踪显示窦道与根尖相通。

12 根管冠、中1/3高密度桩影，根尖1/3高密度充填影像，距离根尖约1 mm，根尖无阴影。

21 22 根管内高密度充填影像，距离根尖约1 mm，根尖无阴影(图11-2)。

6. 诊断

11 根管治疗后疾病(牙龈窦道)

12 根管治疗、桩冠修复后

21 22 根管治疗、全冠修复后

7. 诊断依据

患牙20年前有根管治疗史及桩冠修复史，2月前因牙龈反复肿胀溢脓，由于患牙已行全冠修复，进行了根尖手术治疗。手术治疗后，再次出现反复肿胀溢脓，形成窦道。牙龈窦道的形成，提示存在慢行炎症的情况，患牙有根管治疗后疾病的表现。

临床检查显示，11全冠修复，边缘密合，无松动，无叩痛，唇侧根尖区黏

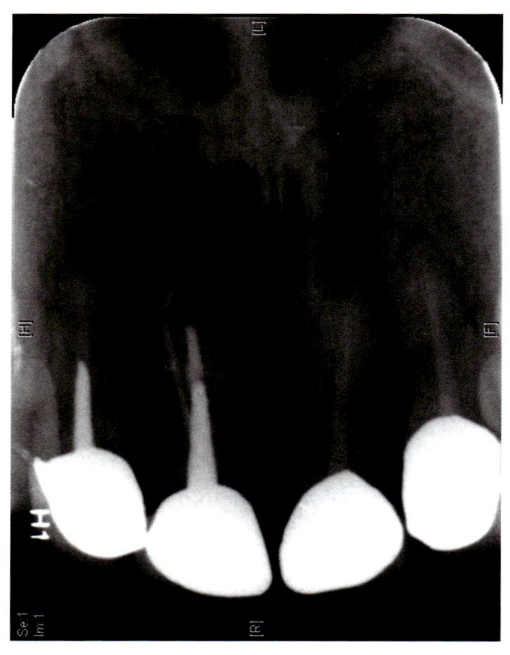

图 11-2　11 根管冠、中 1/3 高密度桩影，根尖 1/3 高密度充填影像，根尖呈水平状，根尖阴影，边界不清，牙胶尖示踪显示窦道与根尖相通。

膜探及窦道，窦道口扣诊有轻度疼痛，牙龈无肿胀。窦道的存在提示慢性炎症的存在(图 4-1)。

患牙 X 线影像学检查，根尖片显示：根管冠、中 1/3 高密度桩影，根尖 1/3 高密度充填影像，根尖呈水平状，根尖阴影，边界模糊，牙胶尖示踪显示窦道与根尖相通。提示，根尖手术已经切除了部分根尖，没有显示有根尖倒预备/倒充填的影像，根尖有骨质破坏情况，窦道源于患牙的根尖。符合根管治疗后疾病的关键影像依据(图 11-2)。

基于上述分析，患牙的诊断为根管治疗后疾病是明确的，分析造成疾病的原因：最初患牙由于牙齿外伤，进行了根管治疗及桩冠修复，患牙形态及功能恢复已有 20 年，2 月前出现了牙龈窦道。随着根管治疗后的时间延长，根管内根充糊剂的降解可能性加大，影响了原来根管治疗后的根管封闭性。

其次，患牙进行了桩冠的修复，在根管桩道预备安装过程中，也会对根管的根尖 1/3 封闭性造成影响。为了保证根尖区获得良好的封闭性，通常在根尖方需要保留至少 5 mm 的牙胶尖充填物，桩与牙胶尖之间也不能留有间隙。由于患牙已进行了根尖切除，原有根尖区的牙胶尖长度无法知晓。根据X线影像学检查,根尖片中与对侧同名牙的牙根长度比照,患牙根尖切除的长度在2 mm左右。因而,判断患牙的根尖区牙胶尖保留长度在5 mm左右。但是,根尖区牙胶尖的密合程度由于缺乏原始影像资料而不能判断。

另外,在根尖手术治疗中进行了根尖切除后,可能对根尖渗漏的情况判断不明确。手术治疗切除了部分根尖,也进行了根尖的刮治,刮除了根尖周病变组织,但是没有进行根尖倒预备和倒充填,造成根尖渗漏的情况改善不良。因而,手术治疗后不久,再次出现了牙龈肿胀溢脓,形成牙龈窦道。

8. 治疗计划

(1) 11 拟根尖手术

11 经临床检查和影像学检查分析,诊断为根管治疗后疾病(牙龈窦道)。

对于根管治疗后疾病的治疗,选择根管再治疗和根尖外科手术治疗,两者的治疗效果没有明显差异,通常首选根管再治疗。

通过患牙的X线影像学检查,根尖片显示:根管冠、中1/3高密度桩影,根尖1/3高密度充填影像,根尖呈水平状,根尖阴影,边界模糊,牙胶尖示踪显示窦道与根尖相通。提示,患牙已行桩冠修复,由于根尖周出现新的病损,根尖手术切除了部分根尖,影像学检查并没有显示有根尖倒预备/倒充填的影像,牙胶尖示踪显示牙龈再次出现的窦道源于已行根尖切除术的患牙的根尖。

经临床检查,患牙的牙冠边缘密合,色泽协调,从外观上符合美观功能的要求。由于患牙已经进行了根尖手术,根尖切除了约2 mm左右,原有根尖的狭窄已经破坏,根管清理、成形和充填的根尖止点已经不复存在,也就缺失了根管再治疗的前提条件。根据根管再治疗的要求,通常已行桩冠修复的患牙需要拆除牙冠、桩,同时要求拆冠、拆桩时不能损伤原有的牙齿的解剖结构,尤其要避免牙根的损伤,这样反而增加了治疗的未确定性。根尖外科手术治疗,在不破坏牙冠外形的基础上,通过在根尖区的牙龈组织上切开、翻瓣、去骨,切除部分根尖并刮除根尖周感染组织,行根尖倒预备及倒充填,严密封闭根尖。

该患牙根尖手术后再次出现牙龈窦道,可能是没有进行根尖倒预备和倒充填引起的根尖渗漏,也有可能是其他的原因,由于没有明显的依据,因此也需要通过手术探查来明确。

(2) 12 21 22 观察,暂不作处理

二、治疗

1. 首次就诊

(1) 术前谈话

告知患者治疗过程中及术后可能出现的情况和意外,如麻醉意外、出血、神经血管损伤、穿孔、术后牙龈及面部肿胀、疼痛、感染等,患者表示理解,签字知情同意书。

(2) 处理

完善手术前检查,包括血常规、出凝血时间等。

2. 第二次就诊(手术过程)

(1) 口唇部消毒

75%乙醇棉球沿口唇为中心,同心圆状擦拭皮肤。

(2) 口腔黏膜消毒

1%碘伏棉球消毒口腔牙龈黏膜。

(3) 口腔局部麻醉

4%阿替卡因+1∶100 000肾上腺素行术区局部浸润麻醉。

(4) 手术切口

手术显微镜下,扇形切口。21远中垂直切口,21 11 12附着龈扇形切口,避开唇系带,12远中垂直切口(图11-3)。

(5) 翻瓣

手术显微镜下,用骨膜分离器分离牙龈,暴露11根尖区域,显示11唇侧骨壁破坏,11根尖已切除,呈水平状(图11-4)。

(6) 根尖修整

手术显微镜下,高速涡轮手机修整11原根切面。

(7) 根尖刮治清创

手术显微镜下,显微挖匙刮除根尖肉芽组织,生理盐水冲洗。

第一部分 病例

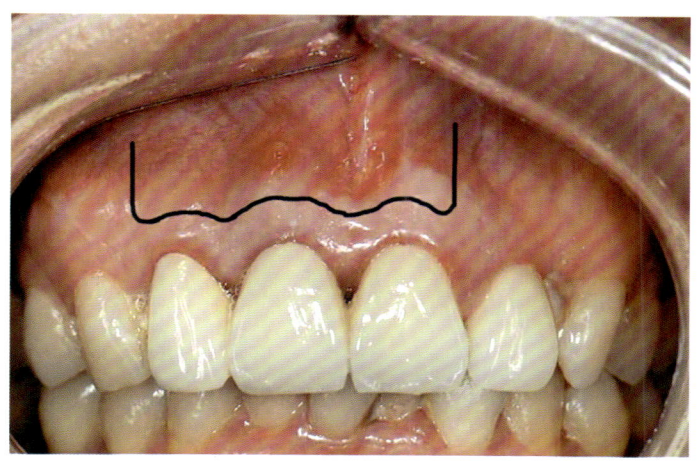

图 11-3 21 11 12 唇侧牙龈扇形切口，避开唇系带

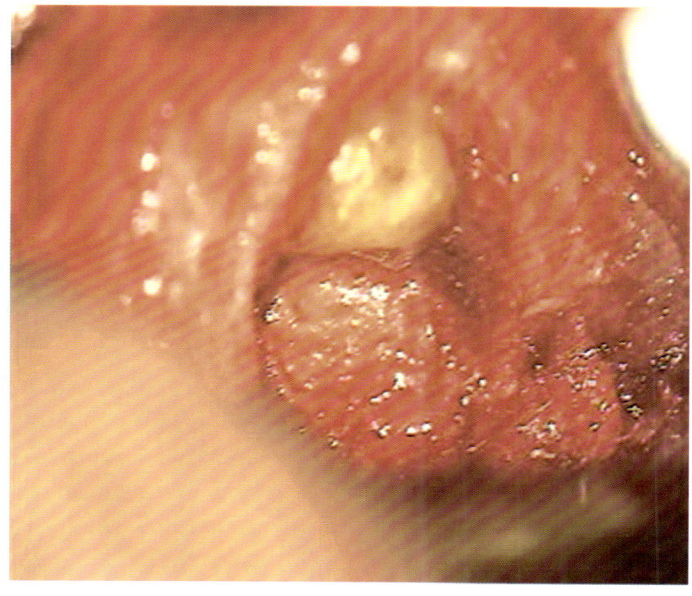

图 11-4 11 唇侧骨壁破坏，根尖已切除

(8) 止血

用小团纱絮蘸取 1 mL/1 mg 盐酸肾上腺素注射液，置于骨腔内，压迫止血。

(9) 染色

0.1% 亚甲蓝溶液染色根切面，手术显微镜下，通过显微口镜观察根切面。

(10) 根尖倒预备

手术显微镜下，超声波治疗仪配合"L"形超声工作尖，行根尖倒预备，去除根尖部分牙胶尖,并清理相对应的根管壁。

(11) 根尖倒充填

手术显微镜下,生理盐水冲洗根尖及骨腔,清洁干燥倒预备处根管,MTA 粉与液混合调拌,用显微根尖倒充填器充填 MTA,直至略超出倒根切面。

(12) 清理

手术显微镜下,用显微挖匙去除多余 MTA 以及散落在骨腔内的 MTA 颗粒,并刮扒骨壁使血液充盈。

(13) 瓣复位

复位牙龈瓣,使匹配对位。

(14) 缝合

5-0 线对位间断缝合。

(15) 拍摄术后 X 线片(图 11-5)。

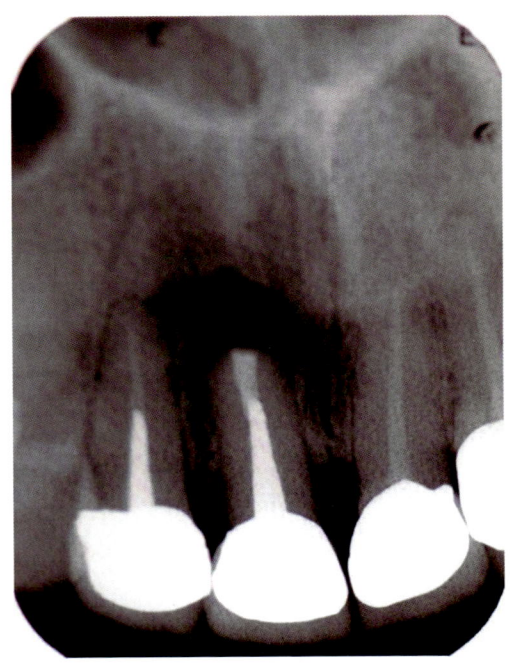

图 11-5 术后 X 线片显示 11 根尖高密度倒充填影密合

(16) 术后口服抗生素头孢拉定 0.25 每天 3 次,共 3 天

(17) 告知手术后注意事项,并嘱手术后 1 周复诊

3. 第三次就诊(术后 1 周)

（1）主诉

左上后牙手术后无不适。

（2）口腔检查

12 11 21 唇侧牙龈黏膜缝线完好,无脱落,牙龈无红肿。11 无松动,无叩痛。

面部无肿胀,无出血,无压痛,质软。

（3）治疗

2%碘酊溶液消毒牙龈黏膜,拆除缝线。

（4）告知手术后 3 个月复诊

4. 第 4 次就诊(术后 3 月)

（1）主诉

右上前牙手术后无不适。

（2）口腔检查

12 11 21 唇侧牙龈黏膜见瘢痕,11 无松动,无叩痛,牙龈无红肿。

辅助检查

11 X 线片显示,根尖区域高密度倒充填影,根尖阴影明显缩小(图 11-6)。

5. 第 5 次就诊(术后 4 年)

（1）主诉

右上前牙手术后无不适,邻牙牙龈按压有胀痛不适感。

（2）口腔检查

12 11 21 唇侧牙龈黏膜见瘢痕,11 无松动,无叩痛,牙龈无红肿。

12 21 22 无松动,无叩痛,唇侧根尖牙龈黏膜无红肿,扪诊有轻度疼痛。

辅助检查

X 线片显示:11 根尖区域高密度倒充填影,根尖无阴影。

12 根管冠、中 1/3 高密度桩影,根尖 1/3 高密度充填影像,距离根尖约 1 mm,根尖低密度影,边缘清晰。

21 根管内高密度充填影像,距离根尖约 1 mm,根周膜增宽影。

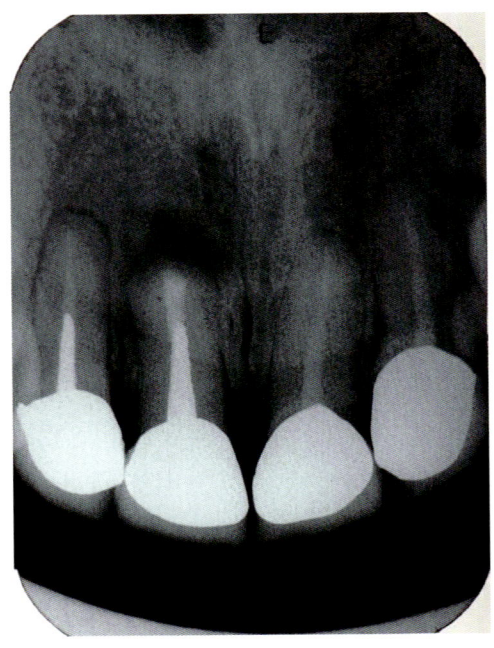

图 11-6 11 根尖区域高密度倒充填影,根尖阴影明显缩小

22 根管内高密度充填影像,距离根尖约 1 mm,根尖低密度影,边缘清晰(图 11-7)。

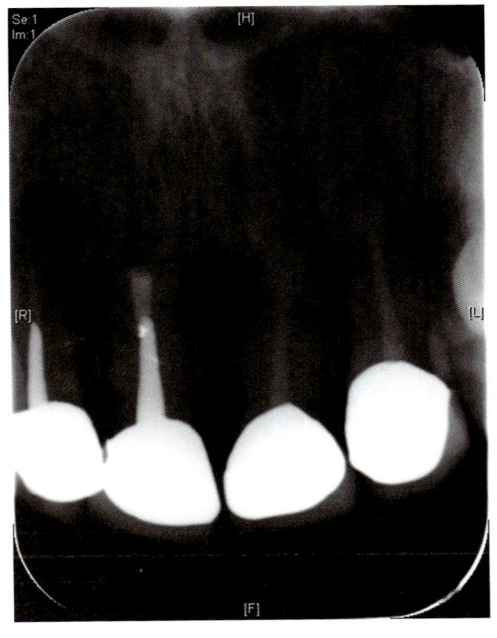

图 11-7 根尖片显示:11 根尖区域高密度倒充填影,根尖无阴影。12 根管冠、中 1/3 高密度桩影,根尖 1/3 高密度充填影像,距离根尖约 1 mm,根尖低密度影,边缘清晰。21 根管内高密度充填影像,距离根尖约 1 mm,根周膜增宽影。22 根管内高密度充填影像,距离根尖约 1 mm,根尖低密度影,边缘清晰。

CBCT 显示：12 根尖骨质破坏。

21 22 根尖少量骨质破坏（图 11-8～图 11-13）。

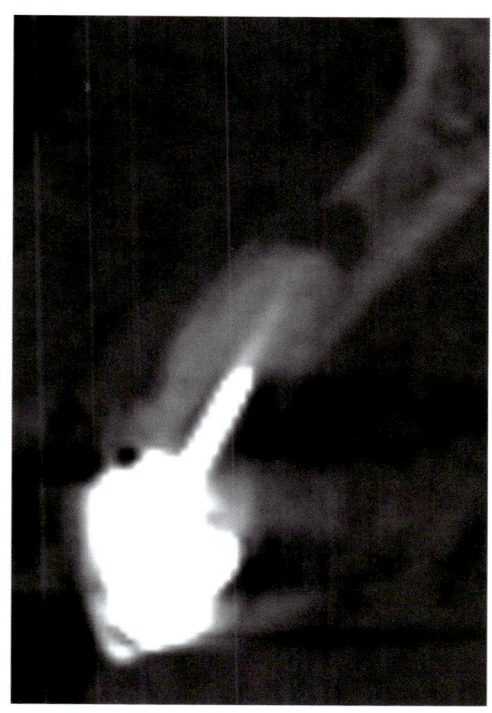

图 11-8 矢状面显示，12 根尖骨质破坏

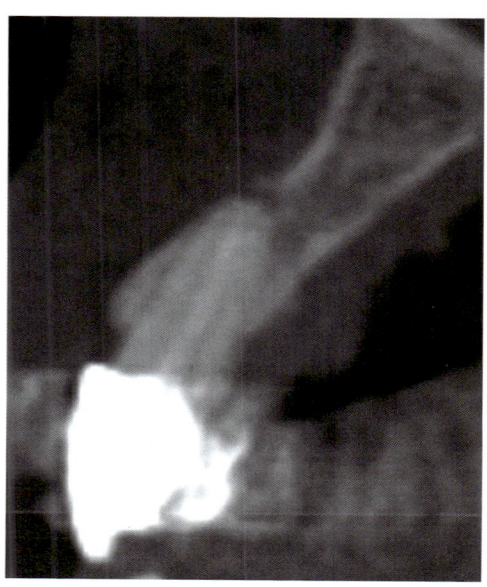

图 11-9 矢状面显示，21 根尖少量骨质破坏

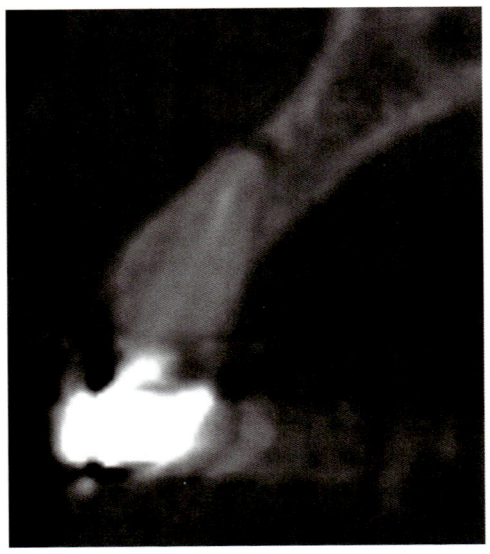

图 11-10 矢状面显示,22 根尖少量骨质破坏

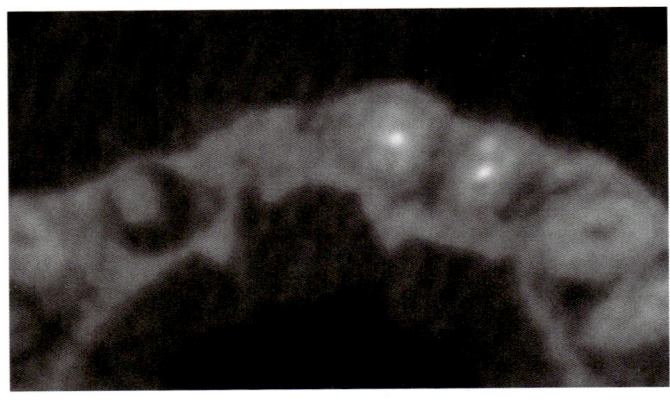

图 11-11 横截面显示,12 根尖骨质破坏,位于根尖腭侧及近中侧

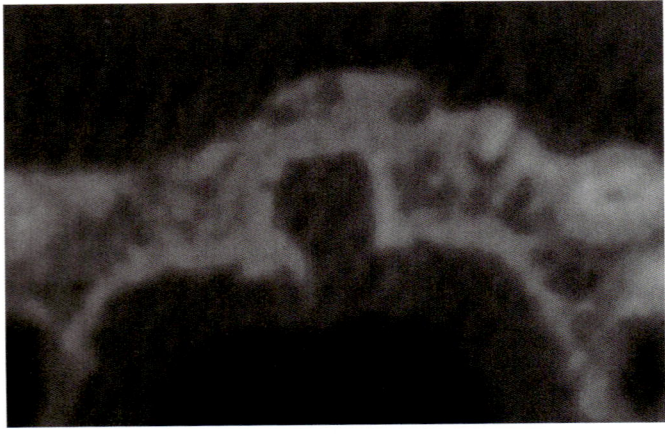

图 11-12 横截面显示,21 根尖骨质破坏

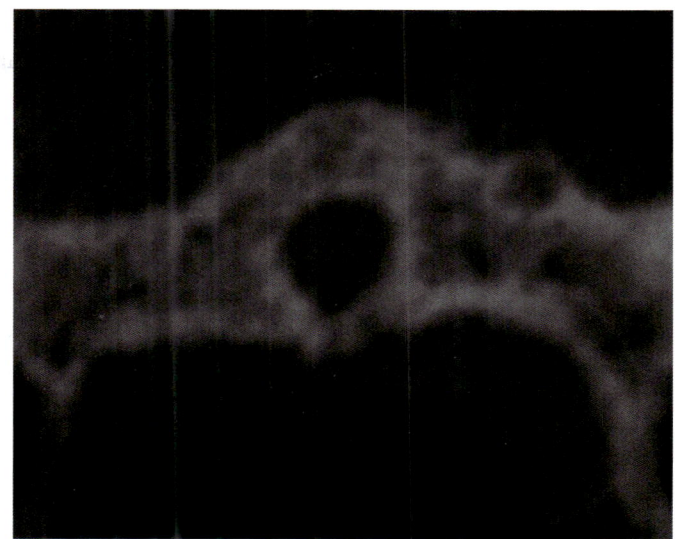

图 11-13 横截面显示,22 根尖骨质破坏

(3) 诊断

12 21 22 根管治疗后疾病。

(4) 治疗计划

12 21 22 根尖手术。

6. 第六次就诊(根尖手术)

(手术过程略)

术后 X 线片(图 11-14)。

7. 第七次就诊(12 21 22 根尖手术后 6 月)

(1) 主诉

上前牙手术后无不适。

(2) 口腔检查

12 11 21 22 全冠修复完好,边缘密合,唇侧牙龈黏膜见瘢痕,无松动,无叩痛,牙龈无红肿。

辅助检查

X 线片显示,12 11 21 22 根尖区域高密度倒充填影,根尖无阴影(图 11-15)。

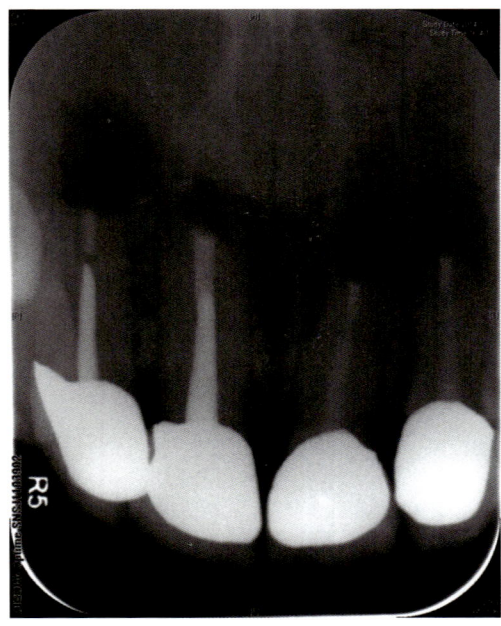

图 11-14 术后 X 线片显示 12 21 22 根尖高密度倒充填影密合

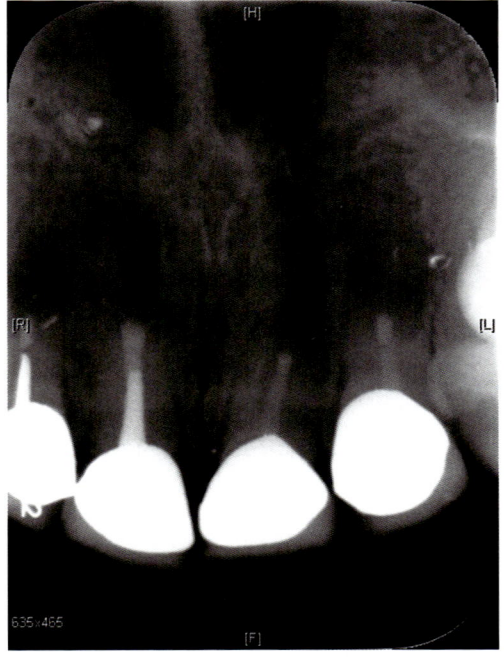

图 11-15 根尖片显示：12 11 21 22 根尖区域高密度倒充填影，根尖无阴影

三、讨论

1. 侧支根管

根管系统的结构非常复杂,包括主根管、副根管、管间吻合、侧支根管、根管峡部以及根尖三角区等,它们共同形成了一个根管系统。侧支根管为发自根管的细小分支,常与根管呈接近垂直角度,贯穿牙本质和牙骨质,通向牙周膜。侧支根管作为根管解剖结构的一部分,与根管治疗成功率有着密切的关系。

侧支根管是牙齿在发育过程中因上皮根鞘断裂或上皮根鞘围绕血管生长而形成的,是发自根管的细小分支。发生在距根尖 0.5 mm 的细小分支被定义为根尖分歧,而其他分支称为侧支根管。单根牙的上皮根鞘为单管状,多根牙的上皮根鞘是在成釉器开口处化生出几个舌状上皮突,向中心生长并相遇,互相融合,将原来的开口分隔成两个或多个,进而形成了双根或多根牙。若上皮根鞘有断离处,或相当于根分叉处融合不全,则该处不能诱导牙本质的发生,遂使牙髓、牙周膜之间发生直接通联而形成侧支根管。

侧支根管可出现在根管的任何部位,但以根尖 1/3(82.35%)、根中 1/3(14.4%)居多,磨牙根管冠 1/3 发出的侧支根管大部分开口于根分叉区。不同牙位牙齿的侧支根管发生率不同。侧支根管在上颌尖牙的发生率最高(41.18%),其次为下颌第三磨牙的融合性单个根管(36.92%),在下颌第二磨牙远中根管、下颌中切牙、下颌第一磨牙近中根管及上颌第一、二磨牙的腭侧根管较为少见(1.22%~3.94%)。同一牙齿不同牙根的侧支根管发生率也有所不同。通过显微CT(microcomputed tomography,Mirco-CT)对上颌第一磨牙进行扫描重建,显示上颌第一磨牙近中颊根、腭根都至少存在一个侧支根管,而远中颊根并未观察到侧支根管的存在。

根管治疗的原理是通过器械预备及化学药物清除根管内坏死牙髓及感染物质,目的是防止发生根尖周病变或促进根尖周病变的愈合。由于根管解剖结构的复杂性、侧支根管等结构的广泛存在,使根管内感染物质清除困难,增加了根管治疗难度和根尖周病的发生率。

侧支根管由于其发生率及预备清理的困难性,对根管治疗的疗效存在一定的影响。清除侧支根管等结构内的细菌,是影响根管治疗成功率的关键因素之一。侧支根管细小、弯曲,形状不规则,X 线片分辨率低,不易检出侧支根管。通过 X 线检测,仅有 10% 的侧支根管能被检出。CBCT(cone-beam CT,)比普通 X 线片分辨率高,但也不是有效的检测侧支根管的工具。相对于主根管而言,侧支根管更细小,变异程度更大。Micro-CT 的扫描分辨率为 2.5 μm,相对于透明牙技术和 CBCT 扫描技术,能更精细地识别牙体解剖结构,能够精确地对侧支根管解剖结构进行三维重建。通过对离体牙牙根进行 Micro-CT 扫描后发现,侧支根管在直径、长度、形态和走形上有很大差异,最小直径为 16.7 μm。在根尖 3 mm 处,侧支根管的平均直径为 67.0 μm,平均长度为 786.6 μm,其形态主要为椭圆形,多为弯曲根管。

根管内微生物感染是牙髓病及根尖周病发生和发展的主要原因之一,根管治疗的成功率取决于根管的感染控制。目前,根管感染控制的方法主要包括根管清理、根管冲洗、根管消毒及严密的根管充填。根管机械预备、根管清理和冲洗能够清除根管内大部分细菌,但位于侧支根管和根分歧内的细菌难以获得良好的清除效果。

根管治疗中,根管内的感染清理不彻底,细菌侵入根尖周组织,就会引起根尖周病。Ricucci 等报道 1 例右上颌侧切牙经根管治疗且牙冠修复后,形成牙龈窦道,其原因是侧支根管内细菌感染导致根管治疗后出现根尖周骨质破坏。对患牙行根尖手术后,对切除的根尖进行组织病理学检查,发现根尖区侧支根管内有大量细菌定植,有些侧支根管与牙周组织相通,使细菌借此进入根尖周组织,导致了持续根尖周感染。Vieira 等对根管治疗后出现反复症状的牙齿病变处进行组织病理学检查,发现侧支根管区牙本质小管内有大量细菌聚集,而在其余部分未发现细菌。

侧支根管不但发生率较高,多位于根尖 1/3。侧支根管内含有血管及神经,但不足以为牙齿提供有效的侧支循环。反而可能为感染的提供通路,使根管内细菌进入根尖周,导致根管感染控制难度的增加。对充分清理根管内细菌,尤其是侧支根管等区域,是控制根管治疗疗效的关键。大量研究显示,未经充填的侧支根管可引起根管治疗后疼痛及持续性根尖感染等。Weine 等研究发现,侧支根管内定植的细菌及感染可引起根管治疗后疼痛。Nair 对根尖周炎病因的研究认为,未充填的侧支根管是引起根尖周骨质破坏的原因之一。未充填的侧支根管对根管治疗会产生不良影响,可引起根

第一部分　病例

管治疗后疼痛及持续性感染，进而导致根管治疗失败。特别是感染根管，经机械预备和化学预备，根管内感染仍难以清理干净，经过诊间封药也不能完全清除根管内的微生物及其代谢产物。

因此，侧支根管的处理对于根管治疗的预后至关重要。常规根管预备和根管冲洗能够清除根管内大部分细菌，但由于根管解剖结构复杂，深藏于侧支根管、根分歧内的细菌，能够远离根管机械及化学预备和根管冲洗的作用，难以得到彻底的清理，进而造成根管感染的持续发展。对于一些因根尖区存在侧支根管等解剖结构而导致根尖周感染的患牙，若根管再治疗依然不能治愈，则需要借助根尖外科手术切除根尖，去除大部分侧支根管，以去除感染来源，来控制感染。

本病例中，患牙 11 已行根管治疗和桩核冠修复 20 年，一直没有临床症状。近 2 个月开始出现牙龈窦道，分析原因可能是根管封闭剂随着时间的推移和降解，引起根尖封闭不全。另一个原因，可能是根尖区的侧支根管的影响。由于侧支根管细小弯曲，20 年前的根管治疗并没有清理到该处，侧支根管可留有牙髓组织，随着时间的推移，牙髓逐渐坏死、感染，由于引起感染的细菌数量有限，形成感染的过程缓慢而持续，直至造成根尖的骨质破坏而形成牙龈窦道。20 年前，患牙是由于牙外伤而行根管治疗及牙冠修复，判断当初根髓不是感染状态，根管也不是感染状态。因此，目前出现的根尖骨质破坏是新出现的感染。

由于患牙 11 已行根尖手术，再次出现牙龈窦道。主要是因为根尖切除后没有进行根尖倒预备和根尖倒充填，根尖没有达到封闭的效果，感染再次出现。二次根尖手术，补充根尖倒预备和根尖倒充填，MTA 加强根尖封闭。牙龈窦道愈合，根尖骨质修复，11 获得良好的治疗效果。

在 11 根尖手术治疗成功后的 4 年，12 21 22 出现了相类似的根尖骨质破坏情况，可能是由于相同的原因所造成的。经根尖手术后，症状均得到缓解，根尖骨质破坏愈合情况良好。

2. 桩冠修复和根尖微渗漏

随着桩冠修复的广泛应用，根尖微渗漏日益成为影响其预后的重要因素。微渗漏是介于根管壁与充填材料以及充填材料与充填材料之间潜在的微生物、液体和一些化学物质可通过的空隙。影响根尖微渗漏产生的主要因素体现在根管治疗和桩冠修复两个阶段，如根管充填方法、桩道预备的时机和桩道预备后根尖剩余牙胶量等有关。

根管充填的目的是用根管充填材料长期严密地封闭根管，预防根尖周病变的发生或促进根尖周病变的愈合。根管充填材料提供了根管根尖部分的封闭性，防止细菌的侵入和细菌的代谢产物从根管系统扩散到根尖周组织。保持良好的根管封闭是根管治疗成功的关键，也直接影响到桩冠修复的远期效果。

临床上最常用的 2 种根管充填方法，牙胶冷侧压充填法和热牙胶垂直加压法对根尖封闭的影响进行了比较。结果显示，以不同长度根尖封闭物分组，热牙胶垂直加压充填后的根尖封闭作用均显著优于牙胶冷侧压充填的根管。分析原因是，牙胶为 α 相牙胶，加热后具有极好的流动性和黏附性，热牙胶垂直加压技术使牙胶更好地与管壁结合，有利于牙胶进入根管系统中的不规则区域，从而更好地实现对根管系统的完全充填；其次，牙胶和根管封闭剂在临床上常配合使用，但是封闭剂会逐渐溶解，在根管壁与充填材料之间或充填材料与充填材料之间出现缝隙，从而破坏根尖的封闭性能，导致微渗漏发生。而冷牙胶侧方加压充填过程中常使用较多的封闭剂，因此发生微渗漏的概率明显增加。

桩冠是修复大面积牙体缺损的常用的修复方法。大面积牙体缺损是指患牙冠部硬组织大部缺失，甚至累及牙根。由于剩余的牙体组织量少，无法单独使用全冠获得良好固位。因此，将修复体的一部分插入根管内获得固位，插入根管内的这部分修复体称为桩。

桩冠修复的前提是需要对患牙进行完善的根管治疗，并且在修复后能长期保持根管充填的稳定。一般需要确认没有任何自发痛、叩痛等临床症状，原有瘘管已经完全愈合，才可以进行桩核冠的修复。根据治疗前患牙的牙髓状况，需要观察的时间长短有所不同。

桩道预备是桩冠修复的首要工作，桩道预备要去除一定量的充填材料，从而对根尖的封闭性产生一定的影响。传统的桩道预备是在根管治疗术后 1~2 周进行，牙髓正常的患牙可在根管治疗术后 3 天进行桩冠修复，有研究表明冷侧压充填后即刻桩道预备较延迟桩道预备根管微渗漏小。

微渗漏是评价根管三维充填根尖封闭优劣的一个重要指标，根管内存在微生物是导致修复失败的主要因素。微渗漏是介于根管与充填材料以及充填材料与充填材料之间存在的微生物、液体和一些化学物质可通过的空隙。根向封闭丧失导致根尖微渗漏,由于引菌作用或根管预备不完善仍存留于髓腔的细菌进入根尖周组织引起再感染。统计结果表明,根管治疗失败有近60%是由于根管封闭不完全造成。

通过对根尖微渗漏的研究结果可见,即刻桩道预备与延迟桩道预备相比较,葡萄糖渗漏量均有显著性差异($P<0.05$),而延迟桩道预备之间相比没有统计学差异($P>0.05$)。表明延迟桩道预备会削弱充填材料和封闭剂对根管的封闭能力。分析原因,根管封闭剂在37℃水浴下的凝固时间为0.5~6 h,即刻桩道预备时封闭剂还没有完全凝固,有一定的流动性,即使在桩道预备过程中钻针使牙胶发生移位,垂直加压器也可以使之复位,同时还可以使根管封闭剂、牙胶、根管壁牙本质之间最后形成牢固的结合。因此,即刻桩道预备破坏的黏结界面较少,有利于形成良好的根尖封闭。延迟桩道预备时封闭剂已完全凝固,钻针在桩道预备过程中使牙胶发生移位,垂直加压器虽然可以使之复位,但钻针的振动和牙胶在被切断时产生的应力使已经凝固的封闭剂破裂,较多的黏结界面被破坏,封闭剂对牙胶和根管壁之间微隙的封闭能力受到了影响,导致根尖封闭性下降,微渗漏增加。

桩道预备后,剩余根管根充物的封闭作用随着长度的减少而被减弱,桩冠修复后的封闭效果与剩余根充物的封闭性密切相关,桩道预备后根尖微渗漏主要依靠剩余根管充填物的封闭作用来抵抗,但是过长的剩余根管充填物会影响桩冠的固位。目前认为不同长度剩余根充物影响根尖封闭性的主要原因是侧支根管的存在。研究发现,在424例根管治疗后又进行桩道预备的牙中,16%发生根尖病变,并且根尖牙胶剩余量小于3 mm的牙,病变发生率显著高于根尖牙胶剩余量大于3 mm的患牙。通过对桩道预备后剩余的不同长度根尖封闭物对根尖微渗漏的影响进行比较,发现在牙胶冷侧压充填和热牙胶充填,根尖封闭作用与剩余的根管充填物长度有关,4 mm根尖充填物不具有理想的根尖封闭作用,6 mm根尖充填物的根尖封闭作用与8 mm根尖充填物相比无显著差异。Wu等认为,4~5 mm为最短根尖牙胶剩余封闭量。有研究发现45%的样本牙存在侧支根管,且大部分位于根尖1/3处,保留5 mm以上的根尖部根充物,可有效封闭侧支根管造成的微渗漏。因此,根尖部充填材料的长度越长,对根管的封闭作用越好。

扫描电镜结果显示,即刻桩道预备后,无论保留4、5或6 mm根尖段充填物,根尖 3 mm 横截面处充填物与根管壁的结合状态都比延迟桩道预备后根充物与根管壁的结合状态紧密,聚合致密、均匀,牙胶尖没有明显变形或移位。在延迟桩道预备中,根尖 3 mm 横截面处可见明显碎裂的封闭剂,牙胶尖变形,根充物与根管壁间存在明显缝隙。根管封闭剂的作用是使牙胶与根管壁相互连接。根管充填后即刻行桩道预备,根管封闭剂尚未完全固化,尽管桩道预备可能造成根管充填物的移位和变形,但通过垂直加压器的再次压紧后,移位的根管封闭剂有机会再次与根管壁贴合,形成良好黏结面,达到相对密合的状态。然而行延迟桩道预备时,根管封闭剂已完全固化,桩道预备器械的高速旋转可能造成根管充填物变形,破坏封闭剂与根管壁的黏结面,使根管充填物内部出现不可逆的微小碎裂,导致严重的微渗漏发生。

桩道预备后,根管内剩余充填物是防止细菌及其毒素进入根尖区的最后一道屏障,同时根管内剩余充填物的长度与桩长度呈反比,充填物长度的增加意味着桩长度的减小,影响桩核修复体的固位。有研究显示,即刻桩道预备后保留 4、5、6 mm 的根管充填物,微渗漏的影响无统计学差异,而延迟桩道预备后剩余 4 mm 充填物的微渗漏最大,根尖 3 mm 处根管壁与充填物间存在明显缝隙,根管封闭剂聚合差,填充物变形移位。延迟桩道预备后,应至少保留 5~6 mm 的根尖部充填物,抵御细菌及其毒素渗入根管系统及根尖周组织。

即刻桩道预备时,根管封闭剂尚未固化,通过垂直充填器的垂直加压,使封闭剂有机会与根管壁及牙胶尖再次贴合,增加根尖充填物的封闭性,可一定程度上补偿因充填物长度减少而微渗漏增加的影响。延迟桩道预备后,充填物长度减少及预备器械的高速旋转,可给充填物内部带来不可逆的变形和碎裂,显著增加了微渗漏发生。

即刻桩道预备后,保留 4、5、6 mm 根充物对微渗漏影响无统计学差异,而延迟桩道预备时应至少保留 5 mm 根充物,以减少微渗漏的发生。临床上根管充填后即刻行桩道预备,有利于形成良好的根尖封闭性,提高牙体修复远期效果,同时可减少就诊次数,节约时间。对于个别必须行延迟桩道预备的患牙,桩道预备时需保留足够长度的根尖充填物($\geqslant 5$ mm),以减少微渗漏的发生。

本病例中,12 11 21 22 均因 20 年前牙外伤行根管治疗,由于 12 和 11

第一部分　病例

牙冠大面积缺损而行桩冠修复,而 21 和 22 行全冠修复。当时患牙的牙髓及根尖状况相似,20 年后 11 12 21 22 相继出现了根尖骨质破坏。从骨质破坏的程度上来看,11 根尖出现了窦道,骨质破坏已经累及了唇侧骨皮质,12 11 21 从 X 线片和 CBCT 上显示根尖骨质不同程度的破坏,没有累及骨皮质,12 最明显,22 其次,21 最少。桩冠修复的 11 和 12 根尖骨质破坏为明显,而全冠修复的 21 和 22 根尖少量骨质破坏。这也反映出在相同的条件下,由于桩道预备的影响,桩冠修复的患牙根尖渗漏的程度要明显。11 已行根尖手术,无从判断根尖剩余牙胶尖的长度,而从 X 线片和 CBCT 上显示,桩冠 12 根尖剩余牙胶尖的长度不到 5 mm(图 4-16),因而抵抗根尖微渗漏的能力不足。由于缺乏相关的病历资料,也无法判断当时桩道预备的时机是即刻预备还是延迟预备,若是延迟预备则更加削弱了抵抗根尖微渗漏的能力。

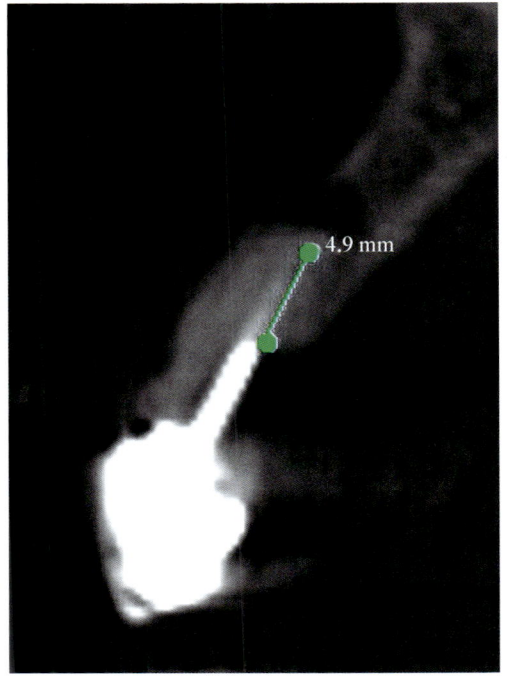

图 11-16　矢状面显示,12 根尖剩余牙胶尖长度

因此,在保证桩冠有良好固位的前提下,桩道预备后剩余的根管充填物越长根尖封闭性越好,临床制备桩道时,应保留根尖 5 mm 充填物。桩道预备过程涉及整个根充材料的封闭性,因此,整个预备过程应严格无菌操作,严格隔湿、轻柔操作,以维持根尖的封闭。即刻桩道预备比延迟桩道预备对

剩余根管充填物封闭性的影响小,建议尽量在根管充填以后即刻进行桩道预备和冠方修复,尽可能地把桩道预备对根尖封闭性的影响降到最低。由于延迟桩道预备会削弱根管充填材料的封闭能力,在使用桩冠修复患牙时,应采取措施预防微生物及其代谢产物进入根尖周组织,这些措施包括:桩道预备时使用无菌技术防止微生物污染根管;桩道预备后使用消毒药物控制根管内的微生物;桩道预备后如不即刻修复,应在桩道内封入氢氧化钙对桩腔进行消毒和封闭,防止微生物的污染;粘固桩核前使用橡皮障隔湿,使用具有消毒作用的冲洗液如含2%次氯酸钠溶液冲洗桩道,使用与牙本质有粘接作用的黏接剂粘接桩核,避免或减少唾液中的微生物和营养物质向根管尖部渗透,提高桩冠修复的成功率。

参考文献

1. Wang M, Ren X, Pan Y. Micro-computed tomography-based anatomical study of the branch canals in mandibular anterior teeth in a Chinese population[J]. Clin Oral Investig, 2019, 23(1): 81-86.
2. Xu T, Tay FR, Gutmann JL, et al. Micro-computed tomography assessment of apical accessory canal morphologies[J]. J Endod, 2016, 42(5): 798-802.
3. 黄晓想,付梅,阎国强,等.根管治疗失败患牙根尖区侧支根管检出率和充填情况的研究[J].中华口腔医学杂志,2018,53(4): 243-247.
4. Ricucci D, Siqueira JF. Fate of the tissue in lateral canals and apical ramifications in response to pathologic conditions and treatment procedures[J]. J Endod, 2010, 36(1): 1-15.
5. Nair PN. On the causes of persistent apical periodontitis: a review[J]. Int Endod J, 2006, 39(4): 249-281.
6. Vieira AR, Siqueira JF, Ricucci D, et al. Dentinal tubule infection as the cause of recurrent disease and late endodontic treatment failure: a case report[J]. J Endod, 2012, 38(2): 250-254.
7. Sousa TO, Hassan B, Mirmohammadi H, et al. Feasibility of cone-beam computed tomography in detecting lateral canals before and after root canal treatment: an ex vivo study[J]. J Endod, 2017, 43(6): 1014-1017.
8. 顾永春,周培刚.3803个恒牙侧副管的解剖形态研究[J].临床口腔医学杂志,2004,20(6): 334-338.
9. Ricucci D, Loghin S, Siqueira JF. Exuberant biofilm infection in a lateral canal as the cause of short-term endodontic treatment failure: report of a case[J]. J Endod, 2013, 39(5): 712-718.
10. Arnold M, Ricucci D, Siqueira JF. Infection in a complex network of apical ramifications as the cause of persistent apical periodontitis: a case report[J]. J Endod, 2013, 39(9): 1179-1184.
11. Rahimi S, Shahi S, Nezafati S, et al. In vitro comparison of three different lengths of remaining gutta-percha for establishment of apical seal after post-space preparation[J]. J Oral Sci, 2008, 50(4): 435-439.
12. 白雪,任国亨,姜志清.根管不同长度充填后即刻与延迟桩道预备对根尖微渗漏的影响[J].中国实用口腔科杂志,2013,6(6): 367-369.
13. Bourgeois RS, Lemon RR. Dowel space preparation and apical leakage[J]. J Endod, 1981, 7 &

66-69.
14. Karapanou V, Vera J, Cabrera P, et al. Effect of immediate and delayed post preparation on apical dye leakage using two different sealers[J]. J Endod, 1996, 22 & 583-585.
15. Wu MK, DeGee AJ, Wesselink PR, et al. Fluid transportand bacterial penetration along root canal fillings[J]. Int Endod J, 1993, 26 & 203-208.
16. Ricci ER, Kessler JR. Apical seal of teeth obturated by the laterally condensed gutta-percha, the Thermafil plastic, and Thermafil metal obturator techniques after post preparation[J]. J Endod, 1994, 20 & 123-126.
17. Wu MK, Wesselink PR, Boersma J. A 1-year follow-up study on leakage of four root canal sealers at different thicknesses[J]. Int Endod J, 1995, 28 & 185-189.
18. 范兵,樊明文,边专,等.即刻或延迟桩腔预备对充填材料封闭根管能力的影响[J].口腔医学研究,2002,18(6):361-363.
19. Wu MK, Pehlivan Y, Kontakiotis EG, et al. Microleakage along apical root fillings and cemented posts. J Prosthet Dent, 1998, 79 & 264-269.
20. 荆祥,李倜,白建文等.即刻与延迟桩腔预备对3种根充糊剂加牙胶根充后根尖封闭性影响的研究.口腔医学 2011,8(31):471-473 & 496.
21. 田菊忠,吴凤鸣.连续波热牙胶充填后不同时机桩腔预备对根尖封闭性的影响.口腔医学 2010, 30(11):670-672.
22. Attam K, Talwar S. A laboratory comparison of apical leakage between immediate versus delayed post space preparation in root canals filled with Resilon[J]. Int Endod J, 2010, 43(9):775-781.
23. Punia SK, Nadig P, Punia V. An in vitro assessment of apical microleakage in root canals obturated with gutta-flow, resilon, thermafil and lateral condensation: A stereomicroscopic study[J]. J Conserv Dent, 2011, 14(2):173-177.
24. Rahimi S, Shahi S, Nezafati S, et al. In vitro comparison of three different lengths of remaining gutta-percha for establishment of apical seal after post-space preparation[J]. J Oral Sci, 2008, 50(4):435-439.
25. Dhaded N, Uppin VM, Dhaded S, et al. Evaluation of immediate an delayed post space preparation on sealing ability of resilon-epiphany and gutta percha-AH Plus sealer[J]. J Consec Dent, 2013, 16(6):514-517.
26. Reyhani MF, Ghasemi N, Rahimi S, et al. Apical microleakage of AH Plus and MTA Fillapex sealers in association with immediate and delayed post space preparation: a bacterial leakage study[J]. Minerva Stomatol. 2015, 64(3):129-134.
27. Padmanabhan P, Das J, Kumari RV, et al. Comparative evaluation of apical microleakage in immediate and delayed post space preparation using four different root canal sealers: an in vitro study[J]. J Conserv Dent. 2017;20(2):86-90.
28. 樊明文,周学东.牙体牙髓病学.第4版.北京:人民卫生出版社,2014.

第二部分 临床案例报告

临床案例报告一：医疗纠纷诉讼中的举证责任

齐某,男,39岁。首诊主诉"要求检查左上前牙"。经检查诊断 |1 牙体缺损,医师建议烤瓷冠修复,患者接受并实施治疗。5日后患者再诊要求治疗其他牙齿,经检查诊断 1| 2继发龋、2| 浅龋,遂接受医师建议,当日完成龋齿治疗。一月后再次求治,自诉"左上牙冷热不适"。检查：|4深龋洞,叩诊(+),冷测稍敏感为一过性；|5深龋洞,叩诊(-),冷测正常；|45均无松动,牙龈无充血红肿。诊断：|4牙髓充血,|5深龋。经告知患者并征得其同意后医师为其实施治疗。|4去净腐质达牙本质深层,探诊稍敏感,行dycal(氢氧化钙糊剂)护髓,col(进口氧化锌暂封材料)暂封,|5局麻下去净腐质已近髓,但未及露髓点,行dycal(氢氧化钙糊剂)护髓,col(进口氧化锌暂封材料)暂封。嘱患者2周后复诊。20天后患者复诊自诉"左上后牙发现有裂纹、冷热不适及隐痛感"。检查：|45暂封物完好,叩诊(+),冷测酸痛；|5颊侧冠部有裂纹,|45均无咬𬌗创伤。诊断：|45慢性牙髓炎。医师建议行牙髓治疗患者未接受。1个月后患者再予求治,主诉"左上后牙冷热痛1个月"。检查：|45有暂封物,叩诊(-),无松动,牙龈无充血红肿,温度测与同名对照牙相似。诊断：|45深龋。处置：|45去除暂封物,未见露髓孔,探诊不敏感,行氢氧化钙盖髓,氧化锌安抚。观察14天无不适,光敏树脂充填,治疗中|5颊侧牙冠部分脱落。4个月后21|245出现冷热刺激痛以及其他牙齿不适又到该院要求免费治疗,因医患双方意见不一致而以"侵权致人身损害"为由诉至法院,求偿医药费用1.27万元,精神抚慰金5 000元。

庭审中原告诉称：① 21|245治疗前未告知治疗风险和治疗方案,侵犯原告知情权；未经原告同意擅自实施治疗,侵犯原告身体权；② 被告在未了解病史、未拍X线牙片、未明确症状的情况下对原告治疗前未有明显不

适的牙齿诊断为龋齿缺乏依据，构成误诊误治，侵犯原告健康权；③ |45治疗后充填体过高未及时调整咬𬌗致|5 牙裂，此为过错行为；④ 首诊经治医师严重违反执业医师法第 22 条和第 14 条规定，不具备医师职业道德和专业技术水准，并对患者构成欺诈。原告同时提交门诊病历手册和卫生部全国高等医药院校教材《牙体牙髓病学（第四版）》等作为证据，证明被告对原告 21 |245 的诊疗行为存在误诊误治。被告辩称：对原告 21 |245 的诊断正确，治疗符合适应证，全部诊治过程符合口腔诊疗技术操作规范。理由：① 21 |245 的诊断均以其主诉及临床客观检查所做出，诊断依据充分；② 21 |245 治疗符合操作规程，其|45 深龋是在行安抚治疗并经充分观察无不适后实施的永久充填治疗；③ |5 出现牙裂与其牙齿龋坏深度及面积有关，临床检查未见有咬𬌗高点及其他咬𬌗创伤；④ 以上诊疗行为均是在充分告知原告且征得其同意后实施的，未对原告构成欺诈和侵权；⑤ 以上事实均有原告门诊病历手册佐证，该病历记录可以证明被告诊断治疗过程无误。被告同时提交由中华医学会与中华口腔医学会共同编著的《临床诊疗指南·口腔医学分册》与《临床技术操作规范·口腔医学分册》等书证，用以证明其诊疗行为符合相关专业技术规范且无过错。

法院审理中因口腔医疗的专业性而委托医学鉴定。鉴定意见：① 本病例从深龋到牙髓充血到牙髓炎是一个渐进的过程，安抚治疗是一种有效的诊断性治疗措施；② 根据医患双方提供的相关材料，未见对 21 |245 各阶段的诊断与治疗有明显不当，符合诊疗操作常规。结论：本病例不构成医疗事故。原告不服鉴定结论，对鉴定人员资质及鉴定程序提出异议，认为鉴定内容有重大遗漏，主张重新鉴定。法院就其提出的异议内容依职权到医学会进行调查并经庭审质证后认为，医学鉴定机构及人员具备相关鉴定资格且在鉴定前已经原、被告双方当事人和代理人认可；原告未能向法院提供足够证据证明鉴定程序违法或鉴定结论有缺陷，故对原告主张重新鉴定的申请不予支持，并认定该医学鉴定书具有说明本案事实的证据证明力，采信"本病例不构成医疗事故"的鉴定结论。法院同时提出原告所提交的医学书籍虽属书证，但并非是针对本案特定情况的判断，故不具有与本案事实的关联性，仅可作为法官了解相关知识的参考。据此，法院认定原告提出被告误诊、侵犯知情权和健康权、违反执业医师法、欺诈等要求赔偿的主张，均因被告医疗行为无过错且未对原告造成损害而不予支持。判决驳回原告各项诉

请并由原告承担本案鉴定费及诉讼费。

原告不服一审判决提出上诉。理由：① 一审认定鉴定人员具有资质缺乏法律依据，对鉴定人员身份的保密违反了医疗事故公开处理的基本原则；② 一审认定上诉人提交的书证不具有与本案事实的关联性是错误的。医学鉴定书和一审判决书均未有对被告符合哪个诊疗常规做出说明，而上诉人提交了能够证明被上诉人违反诊疗常规的医学书籍，一审法院不予采信没有法律依据；③ 一审认为医学鉴定书具有证明力缺乏法律依据。鉴定书没有鉴定人签名、未用统一制式、未说明鉴定结论的理由或依据、未说明医疗行为与损害事实之间的因果关系，此鉴定书严重违反《医疗事故技术鉴定暂行办法》有关规定。上诉人二审中提交了由辖区市卫生局编写出版的《口腔科诊疗常规》，用以证明被上诉人对上诉人 21 ｜ 245 的错误诊断错误治疗。被上诉人服从一审判决。

二审法院审理后认为，本案双方争议焦点为被上诉人对上诉人的诊疗行为是否符合诊疗常规以及是否存在误诊误治的损害后果。上诉人虽然提出鉴定内容及形式不具合法性、鉴定书不应作为证据使用，但并未就此提供医学鉴定机构在鉴定过程中违法违规并足以推翻该鉴定结论的充分证据。故二审法院认为原审法院认定医学会鉴定结论作为证据具有本案事实的证明力并无不当，即：鉴定结论证明了被上诉人对上诉人 21 ｜ 245 各阶段的诊断符合诊疗常规，不构成医疗事故。二审法院据此判决"驳回上诉，维持原判"。

【分析】

一、关于 21 ｜ 245 在本案中的诊断及其举证

本案的一个争议焦点是原告坚持认为被告为其治疗的 21 ｜ 245 因诊断错误而导致其出现 2 ｜ 由浅龋变为深龋、1 ｜ 2 无龋治为有龋、｜ 45 由深龋治为牙髓炎等损害事实。原告一审中举证了由樊明文主编的全国高等医药院校教材《牙体牙髓病学》第 60 页至 62 页、第 192 页至 198 页、第 182 页至 189 页等书证内容，以此证明被告未能按照浅龋、深龋、牙髓充血、慢性牙髓炎等检查方法和诊断标准为原告做出正确诊断；二审中继续举证了由辖

区市卫生局编制的《口腔科诊疗常规》第 22 页至第 29 页等书证内容,仍用以证明被告为原告诊断错误至治疗失误。

查阅我国医学教科书《牙体牙髓病学》有关龋和牙髓充血的诊断著述,结合本案原告 21 ｜ 245 的病历资料,我们可以看到以下事实:① 关于 2 ｜ 浅龋的诊断。浅龋[1]是指发生在牙釉质或根面牙骨质的龋,可以发生在牙的各个方面。一般患者很少有自觉症状,多数是在常规检查时发现。本案原告 2 ｜ 临床检查可见畸形舌侧沟龋,治疗中去除腐质时见到龋坏仅发生在牙釉质层。② 关于 1 ｜ 2 继发龋的诊断。继发龋[2]是指在已有修复体边缘或底部发生的龋。本案原告临床检查可见 1 ｜ 2 牙冠有充填物,原充填体边缘缺损,周围继发龋坏。③ 关于 ｜ 4 牙髓充血。牙髓充血严格的说不是一种临床诊断用语,它是可复性牙髓炎在牙髓炎症转归分型中的一种病理表现[1]。其诊断要点为[1]:患者主诉对温度刺激一过性敏感,但无自发痛病史;可找到能引起牙髓病变的牙体病损或牙周组织损害等病因;冷测为一过性敏感,安抚或间接盖髓治疗后,自觉症状消失,牙髓温度测验反应恢复正常。本案原告就诊主诉为"左上牙冷热不适",临床检查有深龋洞,冷测稍敏为一过性;经 Dycal 护髓治疗一段时间后原有症状消失,遂行光敏树脂充填。④ 关于 ｜ 5 深龋的诊断。深龋[1]是指病变发展到牙本质深层,临床上可观察到明显龋洞,患者有明显遇冷热酸甜的敏感症状,也可有食物嵌塞时短暂疼痛症状,但没有自发性疼痛。探诊敏感,去净腐质后不露髓,常规温度诊查反应正常。本案原告就诊时的主诉即为"冷热不适",临床检查可见 ｜ 5 深龋洞,冷测正常。局麻下去除腐质虽已近髓但未及露髓点。Dycal 护髓治疗 20 天后出现颊部牙冠裂纹,但再经氢氧化钙间接盖髓及氧化锌安抚治疗观察一段时间后,复诊检查不适症状消失,即以光敏树脂充填完成治疗。以上对 21 ｜ 245 诊断治疗过程的事实回顾也是被告在本案审理中的主要辩护点,用以说明被告对原告诊断正确,诊断依据充分且治疗措施得当。该事实亦有医学鉴定意见"根据医患双方提供的相关材料,未见对 21 ｜ 245 各阶段的诊断与治疗有明显不当,符合诊疗操作常规"作为证据予以证明,法官对此给予了充分采信,而对原告所提交的有关医学著书虽然仍被视为证据,但因其最终未能证明该证据与原告自身每个病变牙齿有直接关联性而未被法官采信。

本案审理中原告始终对 ｜ 4"牙髓充血"" ｜ 5 深龋"到" ｜ 45 慢性牙髓

炎"又到"⌴45 深龋"的诊断存在质疑,这也是法官一直感到困惑并因此困扰其审理的一个问题。有关"⌴4 牙髓充血"和"⌴5 深龋"的诊断要点前已述之,再复习慢性牙髓炎的诊断要点为[1]:可以定位患牙的长期冷热刺激痛史和(或)自发痛史;可以查到引起牙髓炎的牙体硬组织疾患或其他病因;患牙对温度测验的异常表现;叩诊反应可作为重要参考指标。从本案原告⌴45 在各个时间的不同诊断,结合牙体牙髓病专业临床诊治的病例,可以见到其中深龋、可复性牙髓炎(牙髓充血)、慢性牙髓炎常常是口腔医师特别需要加以鉴别诊断之注意的:一是深龋与可复性牙髓炎难以区别,二是可复性牙髓炎与无典型自发痛症状的慢性牙髓炎难以区分[1],尤其当就诊者主诉症状和临床检查阳性体征不典型,或有关症状与体征相互近似时,临床诊断常常存在一定难度。为此,治疗中又有以下原则提供临床医师:在对深龋与可复性牙髓炎难以区别时,可先按可复性牙髓炎的治疗方法进行处理;对可复性牙髓炎与慢性牙髓炎难以区别的,可采用诊断性治疗方法,即先行安抚治疗或盖髓治疗,在观察期内视其是否出现自发痛症状再明确诊断[1]。本案原告初诊⌴4 牙髓充血、⌴5 深龋时,均按其活髓保存术的治疗原则施以治疗;20 天后因其主诉症状与医师检查的临床体征符合其牙髓慢性炎症表现而诊为"慢性牙髓炎";1 个月后再次求治时主诉"左上后牙冷、热、痛一个月",医师为其叩诊检查(-),温度测与同名对照牙相似,此时虽然符合"深龋"诊断标准,但治疗中医师为排除牙髓炎症性病变,仍按照可复性牙髓炎的治疗方式给予氢氧化钙间接盖髓氧化锌安抚治疗,观察 14 天无症状后方行永久充填。分析原告⌴45 的全部诊治过程,其出现的个人主诉症状与医师临床检查之客观体征不符合的现象在实际病例中是可以存在的,医师第三次检查所见临床体征的减轻可能与原告的龋病变牙齿在病理上已经形成修复性牙本质有关。医学鉴定意见"从深龋到牙髓充血到牙髓炎是一个渐进的过程,安抚治疗是一种有效的诊断性治疗措施"也说明被告为原告最终完成的诊断治疗是正确的,该鉴定意见也成为本案法官审理中的一个重要采信证据。

二、关于医学鉴定在本案中的证据作用

本案另一个争议要点是原告对医学鉴定从形式、内容到鉴定意见及其

结论的质疑，其中特别提出鉴定人员缺乏资质且未公开身份，未在鉴定书中签名并因此提出鉴定书内容不能作为本案证据使用。医学鉴定即医疗事故技术鉴定，是指法定的鉴定组织独立按照《医疗事故处理条例》和其他相关的医疗卫生管理法律、行政法规、部门规章及诊疗护理规范、常规，运用医学科学原理和专业知识以及医学分级标准，对医疗事故或医疗纠纷争议进行鉴别和判定，为处理医疗争议提供医学依据的过程。卫生部2002年7月19日发布的《医疗事故技术鉴定暂行办法》（以下简称《暂行办法》）均对鉴定的组织机构、鉴定专家库的组建和构成、鉴定的提起与受理、就具体争议事件鉴定专家组的组成及鉴定过程等做了程序内容和实体内容的严格规定。就本案原告提出的鉴定人员资质问题，《暂行办法》第六条明确规定鉴定专家库候选人应具备的条件为："（一）有良好业务素质和执业品德；（二）受聘于医疗卫生机构或者医学教学、科研机构并担任相应专业高级技术职务3年以上"。原告提出鉴定人员未公开身份的问题，《暂行办法》第十八条、第十九条、第二十二条都分别就鉴定组专家的具体抽取程序做出相关规定，其中第十九条"医学会主持双方当事人抽取专家鉴定组成员前，应当将专家库相关学科专业组中专家姓名、专业、技术职务、工作单位告知双方当事人"；第二十一条"医学会对当事人准备抽取的专家进行随机编号，并主持双方当事人随机抽取相同数量的专家编号，最后一个专家由医学会随机抽取"；第二十二条"随机抽取结束后，医学会当场向双方当事人公布所抽取的专家鉴定组成员和候补成员的编号并记录在案"。原告提出鉴定人员未在鉴定书中签名的问题，《暂行办法》第三十三条第（五）款规定"经合议，根据半数以上专家鉴定组成员的一致意见形成鉴定结论。专家鉴定组成员在鉴定结论上签名"；第三十四条规定"医疗事故技术鉴定应当根据鉴定结论作出，其文稿由专家鉴定组组长签发。医疗事故技术鉴定书盖医学会医疗事故技术鉴定专用印章"；第二十七条规定"医学会……出具医疗事故技术鉴定书"。由此可以看出，根据上述规定，医学鉴定过程是有其严格程序的。本案在抽取鉴定专家的过程中，医学会也是将专家的有关信息资料向原被告双方予以公布，然后以编号处理方式（又称洗牌方式）由原被告双方在不知道具体专家的情况下随机抽取相关编号并即时公布及做出记录，原被告双方均在现场签字表示了同意。本案医学鉴定书也同样依照上述管理规定，由医学会根据专家意见出具并统一盖其印章后送达法院，一审法官也曾就原告提及鉴定专家签名等问题专门到医学会进行相关调查并依法予以确认。综上,原告关于鉴定书内容不能作为本案证据使用的质疑也因无证据证明而被法官驳回,其要求重新鉴定的主张亦未得到法院支持。反之,两审法院均认定了本案医学鉴定书的法律效力并因此采信了"未见 21 ︱ 245 各阶段诊断与治疗有明显不当,符合诊疗操作常规"及"不构成医疗事故"的鉴定结论。

参考文献

1. 王嘉德,高学军.牙体牙髓病学.北京:北京大学医学出版社,2006.157、159、232、234、235、236.
2. 樊明文.牙体牙髓病学(第4版).北京:人民卫生出版社,2012.48.

临床案例报告二：关于侵权责任之医疗损害责任

武某，女，55岁。主因"左侧下牙在外院治疗后仍痛"就诊。检查：$\overline{|6}$ 有深龋洞，𬌗面有开髓孔，探诊敏感，叩诊（+）；$\overline{|5}$ 舌侧，无𬌗关系，远中大面积龋坏。诊断：$\overline{|6}$ 慢性牙髓炎；$\overline{|5}$ 残冠。治疗建议：$\overline{|6}$ 根管治疗，$\overline{|5}$ 拔除。征得患者同意，当日为患者实施 $\overline{|6}$ 根管封药及 $\overline{|5}$ 拔除，治疗经过顺利。3天后患者投诉"拔牙后说话不适、牙齿不舒服"，认为 $\overline{|5}$ 不应拔除，医师治疗错误。半个月后患者又因"近一周颊、舌黏膜感觉不适、全口牙齿酸痛"就诊，诊断口腔黏膜"白色念珠菌感染"，医师嘱其抗真菌感染治疗，并建议继续完成 $\overline{|6}$ 根管治疗。治疗中患者再因"$\overline{|4}$ 不适"求治，诊断 $\overline{|4}$ 深龋，遂行安抚后牙体充填治疗。$\overline{|64}$ 治疗完成后，患者自诉全口不适感觉未缓解且日渐加重，要求专家会诊并继续给予治疗。医院组织多专业专家会诊数次，认为患者主诉的主观症状经临床检查均未见明显阳性体征，再予任何治疗缺乏临床依据，建议随访观察。期间，患者到多家综合医院就诊，先后行"三叉神经痛药物封闭""子宫摘除术"等治疗；又到某精神科医院就诊，诊断"焦虑状态"并服药治疗。自 $\overline{|654}$ 开始求治的两年间，患者60余次到医院要求对其"口腔不适"进行治疗，和数位专家及工作人员不断产生肢体冲突及其他滋扰医务人员诊疗活动的行为，医院数次报警均不能有效解决双方争议。鉴于患者行为严重影响了医院正常诊疗环境和工作秩序，经警方建议和律师协调，医方在不得已情况下与患方反复协商签署了"医疗争议协议书"，由医方给予患者一次性经济补偿63 000元，该费用包括患者已经发生的在本院和外院就诊医用费、误工费、精神慰藉金等60 000元以及后续治疗费3 000元。双方在协议中约定，"自协议签订后，医患双方对本事件的争议不再存在，本事件处理过程全部结束"。

协议签订1年后，患者以"医疗损害赔偿纠纷"为由提起民事诉讼，请求：① 撤销原被告双方关于医疗争议中后续治疗费3 000元的条款内容；② 以侵权责任判定被告重新赔偿原告后续治疗费3万元；③ 诉讼费由被告承担。原告提交了在多家医院就诊的病历、化验单、X线检查报告单等，以证明自己存在全身多处病症如精神疾患、子宫全切、口腔黏膜感染以及口面部疼痛等，认为这些疾病与被告对原告实施的不当治疗有关。

庭审中被告辩称：① 被告对原告｜654的诊断正确，治疗无误，且治疗都是在征得原告同意下进行的；② 原告子宫摘除是其多发性子宫肌瘤所致，与口腔疾病治疗无关联；精神科诊断的"焦虑状态"与其自身生理、心理及年龄状况有关；口腔黏膜病的反复发作亦与其未认真遵从医嘱治疗及自身机体抵抗力下降有关；③ 为使原告不再干扰被告医疗秩序，被告不得以与原告签订了"医疗争议协议书"，该协议已经履行1年余，经济补偿费63 000元已经支付，其中后续治疗费3 000元同期给付。本次诉讼中原告并未提交有效证据证明自己已经发生了实际的后续医药费；④ "医疗争议协议书"是在双方自愿、诚信的基础上签订的，现在原告又以增加后续治疗费为由提起诉讼是无视双方协议之诚信的不道德行为，其诉请显失公平，不应予以法律支持。被告提交了原告病历及诊疗经过说明、专家会诊意见、双方签订的"医疗争议协议书"等，以证明原告与被告之间的医疗争议已经依法协调，原告请求的后续医疗费用不符合有关法律规定。

庭审中法官告知原告，《侵权责任法》颁布于2009年12月，原告所诉事项发生在2007～2008年。根据有关法律规定，本案不适用《侵权责任法》。法官同时调查了原被告双方"医疗争议协议书"签订的背景、事由、时间、地点等，并就协议书的真实性以及当事人的意愿当庭质证原告意见，原告答复"认同协议书的真实性"并且是"自愿签订"的。

法院审理后认为，根据谁主张谁举证的原则，原告既然要求撤销其已经签订的协议书中关于后续治疗费3 000元的条款，则应举证证明该条款存在可撤销的情形。根据我国合同法相关规定，因重大误解、显失公平，或者一方以欺诈、胁迫的手段，或者乘人之危，使对方在违背其真实意思的情况下订立的合同方可撤销。现原告未能提交充分有效证据证明与被告签订的协议存在上述可撤销情形，故法院认定原告与被告签订的协议是双方当事人的真实意思表示，该协议不违反法律、法规等强制性法律规定，应当属于双方当事人之间合法有效的约定，对双方均具有约束力。且协议明确约定,"医患双方对医疗事件不再存有争议,本事件处理过程全部结束",原告已实际收取被告支付的 63 000 元补偿金,因此原告要求撤销协议中关于后续治疗费用 3 000 元条款的诉请法院不予支持。判决:驳回原告全部诉讼请求,案件受理费由原告负担。一审判决后原被告双方均未提请上诉。

【分析】

一、本案不适用《侵权责任法》

1. 关于法律的时间效力

本案审理期间,法官提出本案不适用《侵权责任法》的依据主要是指法律的时间效力问题。法律的时间效力直接影响到本案的立案案由。法律的时间效力是指法律在时间上的适用范围。这其中既包含了该法律的生效时间即在何时间内可适用该法律;也包含了该法律的有效期间即在何时间内可产生法律效力。

（1）法律的生效时间

我国《立法法》第五十一条规定,"法律应当明确规定施行日期"。法律的施行日期即是法律开始发生效力的时间。目前我国立法实践中对法律施行日期有两种方式[1]:一种是法律自颁布之日起即行生效实施,这样可以使该法律立刻发挥规范相关法律关系的准绳作用,如《宪法》《环境保护法》《著作权法》《道路交通安全法》等;另一种方式是在法律条文中明确规定该法律公布一段时间后的某一日期为其生效施行的日期,以为该法律的准确实施留出宣传和准备时间,特别是当该法律施行中需要不同层面的如司法解释、部门规章等配套制度全面支撑和支持时。我国目前大部分法律均采用此种方式,如《刑法》系列、《民法》系列、《侵权责任法》以及相关医疗卫生法律《执业医师法》《传染病防治法》《献血法》《药品管理法》等。

（2）法律的有效期间[2]

这主要是指法律在何期间内有效。一般有两条原则:一是法律不溯及既往的原则。是指法律只适用于法律生效即颁布并实施后发生的事项,而不适用于法律生效前发生的事项。民事法律一般从实施之日起生效,至废除之日起失效。但在法律有明确规定对该法律施行前发生的事项也适用时,则该法具有溯及既往的效力。二是新法改废旧法的原则。是指新法生效后即使没有明令废除针对同一事项的旧法,旧法也当然废止。但适用新法改废旧法的原则必须同时具备新旧法为同一机关颁布和新旧法处于同一位阶的基本条件。

2. 本案不适用侵权责任法,不构成"侵权之诉"

《侵权责任法》颁布于 2009 年 12 月 26 日,其第十二章"附则"第九十二条明确规定"本法自 2010 年 7 月 1 日起实施"。根据全国人大常委会法制工作委员会民法室对《侵权责任法》的解读[1],《侵权责任法》是中国特色社会主义法律体系中的一部民法支架性法律,其法律条款及内容涉及多项公民与法人的民事权益、日常生活、生产经营等,因此其需要时间依法制定配套制度,以确保本法律的顺利实施。综合本案原告所诉事项的发生时间我们可以看到,原告与被告的争议产生于 2007 年至 2008 年间,其协议签订亦是在 2008 年完成。当时的《侵权责任法》尚未颁布与实施,因此本案在法律规定的生效时间上不能适用。又因为法律具有"不溯及既往"的基本原则,因此尽管本案诉讼发生在《侵权责任法》施行后的一个多月内,但原告的诉讼事实却是发生在《侵权责任法》颁布之前,其不符合法律规定"有效期间"的基本原则,本案故此无法以侵权为诉由立案,即《侵权责任法》首先从时间效力上不适用本案。综上,本案法官对适用法律的审理思路是恰当的正确的,此种审理思路在我国目前的医疗争讼中已经十分明晰,即:医疗争议诉讼案件的诉由并不完全依诉讼当事人的想法或感觉立案,而是法官依照法律的相关规定执行。应当说法官在法律的标准掌握和适用尺度上,其依法办案的思路是十分清晰的。但仍需提出的是,若本案不存在原被告双方签订"医疗争议协议书"这一法律事实,原告仍然可以以"医疗损害赔偿"为由提起诉讼,只是适用的法律不是《侵权责任法》,而是《最高人民法院关于审理人身损害赔偿案件适用法律若干问题的解释》这一法律规范。在这部司法解释中,其人身损害赔偿关系仍然是界定在侵权行为基础上的。

二、本案适用《合同法》

1. 关于合同[2][3]

（1）合同的概念

合同又称为契约，是现代法律生活中运用最为广泛的概念之一。《民法通则》第 85 条规定："合同是当事人之间设立、变更、终止民事关系的协议"。《合同法》第 2 条规定："本法所称合同是平等主体的自然人、法人、其他组织之间设立、变更、终止民事权利义务关系的协议"。合同有广义、狭义两种理解。广义的合同是指一切确立权利、义务关系的协议，包含了所有法律部门中的合同关系，如民法中的民事合同、行政合同、劳动法中的劳动合同以及国际法中的国家合同等，它不仅反映了民事关系，也反映了行政关系、劳动关系乃至国家间的关系。狭义的合同通常是指确立民事权利、义务关系的协议，即民事合同。本案中我们要讨论的即是这种狭义的民事合同。

（2）合同具有以下法律特征

① 是当事人之间在自由平等基础上所达成的协议；② 是当事人意思表示一致的民事法律行为；③ 以设立、变更、终止民事权利义务关系为目的。合同的确立有其各自不同的规则，我国的《合同法》依其规则将其分为十类。合同的分类既有助于指导当事人订立和履行合同，也更有助于合同立法的完善，有助于人民法院、仲裁机构在处理合同纠纷时正确适用法律。本案中原被告双方签订的"医疗争议协议书"按照合同类别应当属于无名合同、双务合同、有偿合同及实践合同。

（3）合同的订立过程

合同是当事人意思表示一致的结果。因此合同的订立过程也应当是当事人达成意思表示一致的过程。这一过程要经历要约和承诺两个阶段。要约是指订约人一方以订立合同为目的，向对方所作出的意思表示；承诺是指受要约人同意要约的意思并订立合同的意思表示。要约和承诺都具有其相应的法律效力。本案中原、被告双方签订的"医疗争议协议书"经历了要约与承诺的两个阶段，其协议签订之后合同即告成立，原告即从被告处获取63 000元的经济补偿,其中3 000元为后续治疗费。

(4) 合同的变更、解除和撤销

根据《合同法》第七十七条、第九十三条第一款以及第五十四条的有关规定,合同是可以变更、解除和撤销的。合同变更或解除都会产生其相关的法律效力,主要表现在合同的追溯力、当事人继续要求赔偿损失的权力以及合同关系的消灭等。合同撤销的法律效力是该合同不再履行,但当事人依然可以要求赔偿损失。结合本案可以看到原告在要求撤销医疗争议协议书中被告给付原告3 000元后续治疗费的同时,仍然再行主张了3万元后续治疗费的这一赔偿要求。

2.《合同法》在本案中的适用

结合上述有关法律规范我们可以看到,本案中原被告双方签订的医疗争议协议书无论从形式到内容,还是从程序到实体均符合《合同法》对合同签订的有关法律规定:① 协议书签订的双方当事人主体资格平等,民事法律关系明确;② 协议内容及签订过程符合民事合同要约与承诺的法定程序,是双方当事人在自由平等基础上经协商达成的共识,也是双方当事人意思表示一致的民事法律行为;③ 该协议因此具有法律上的真实性和有效性。庭审中法官曾就协议书内容的真实性及执行情况分别向原被告双方质证,双方对此均无异议;原告同时明确表示该协议系自愿签订且已经履行一年。据此,法官认为该协议的签订符合《合同法》的法律特征,并因此对该协议所具有的合法性、真实性与有效性充分认同与认可。

原告提出撤销协议书中后续治疗费3 000元并再行主张3万元的诉讼请求无法律依据支持。《合同法》第五十四条规定了合同撤销的几种情形:① 因重大误解订立的;② 订立合同时显失公平的;③ 一方以欺诈、胁迫手段或者乘人之危,使对方在违背真实意愿表示的情况下订立的合同,受损害方有权请求人民法院或者仲裁机构变更或者撤销。本案中原被告双方签订的医疗争议书从程序到内容均符合合同签订中的有关法律规定,表现出双方当事人对《合同法》有关规定的依从性;同时本案审理中原告始终未能就撤销协议条款之诉请提交充分有效的证据证明该协议存在重大误解或显失公平,也未能提交任何证据证明该协议是在原告受到欺诈、胁迫或乘人之危签订的。更重要的是,原被告双方已在协议中明确做出"本协议签订后,医患双方对医疗事件不再存有争议,本事件处理过程全部结束"的约定,且原告已经获得被告 63 000 元的经济补偿款,此时原告要求撤销原协议中的后续治疗费 3 000 元而重新主张 3 万元的诉请违背了双方签订协议时的自愿与诚信原则,对此法律无法给予法官撤销原赔偿协议的相关法律依据支持。故此,本案法官依照《合同法》之有关规定,以合同之诉审理本案,在经过法庭充分调查、尊重事实、认真质证的基础上,依法认定原被告双方签订的医疗争议协议书是"双方当事人之间合法有效的约定,对双方均具有约束力",并依此判决驳回原告全部诉讼请求。

参考文献

1. 王胜明.中华人民共和国侵权责任法解读.北京:中国法制出版社,2010:437、438.
2. 郭明瑞.民法.北京:高等教育出版社,2004,20,481~503,521、525、530.
3. 房绍坤,郭明瑞,唐广良.民商法原理(三):侵权法 侵权行为法 继承法.北京:中国人民出版社,1999,157~160、164.